国家出版基金项目
NATIONAL PUBLICATION FOUNDATION

中医历代名家学术研究丛书

主编 潘桂娟

Academic Research Series of Famous
Doctors of Traditional Chinese
Medicine through the Ages

"十三五"国家重点图书出版规划项目

陈曦 编著

唐容川

U0308880

全国百佳图书出版单位
中国中医药出版社
·北京·

图书在版编目（CIP）数据

中医历代名家学术研究丛书.唐容川 / 潘桂娟主编；
陈曦编著.—北京：中国中医药出版社，2021.12
ISBN 978-7-5132-7342-8

Ⅰ.①中…　Ⅱ.①潘…　②陈…　Ⅲ.①中医临床—
经验—中国—清代　Ⅳ.① R249.1

中国版本图书馆 CIP 数据核字（2021）第 243213 号

中国中医药出版社出版

北京经济技术开发区科创十三街 31 号院二区 8 号楼
邮政编码　100176
传真　010-64405721
河北品睿印刷有限公司印刷
各地新华书店经销

开本 880×1230　1/32　印张 7.5　字数 189 千字
2021 年 12 月第 1 版　2021 年 12 月第 1 次印刷
书号　ISBN 978-7-5132-7342-8

定价　49.00 元
网址　www.cptcm.com

服 务 热 线　010-64405510
购 书 热 线　010-89535836
侵 权 打 假　010-64405753

微信服务号　zgzyycbs
微商城网址　https://kdt.im/LIdUGr
官 方 微 博　http://e.weibo.com/cptcm
天猫旗舰店网址　https://zgzyycbs.tmall.com

如有印装质量问题请与本社出版部联系（010-64405510）
版权专有　侵权必究

项目来源及国家重点图书出版计划

2005 年国家重点基础研究发展计划（973 计划）课题"中医学理论体系框架结构与内涵研究"（编号：2005CB532503）

2009 年科技部基础性工作专项重点项目"中医药古籍与方志的文献整理"（编号：2009FY120300）子课题"古代医家学术思想与诊疗经验研究"

2013 年国家重点基础研究发展计划（973 计划）项目"中医理论体系框架结构研究"（编号：2013CB532000）

国家中医药管理局重点研究室"中医理论体系结构与内涵研究室"建设规划

"十三五"国家重点图书、音像、电子出版物出版规划（医药卫生）

2021 年度国家出版基金资助项目

中医理论肇始于《黄帝内经》《难经》，本草学探源于《神农本草经》，辨证论治及方剂学发轫于《伤寒杂病论》。在此基础上，历代医家结合自身的思考与实践，提出独具特色的真知灼见，不断革故鼎新，充实完善，使得中医药学具有系统的知识体系结构、丰富的原创理论内涵、显著的临床诊治疗效、深邃的中国哲学背景和特有的话语表达方式。历代医家本身就是"活"的学术载体，他们刻意研精，探微索隐，华叶递荣，日新其用。因此，中医药学发展的历史进程，始终呈现出一派继承不泥古、发扬不离宗的繁荣景象。

中国中医科学院中医基础理论研究所，自2008年起相继依托2005年国家重点基础研究发展计划（973计划）课题"中医学理论体系框架结构与内涵研究"、2009年科技部基础性工作专项重点项目"中医药古籍与方志的文献整理"子课题"古代医家学术思想与诊疗经验研究"、2013年国家重点基础研究发展计划（973计划）项目"中医理论体系框架结构研究"，以及国家中医药管理局重点研究室（中医理论体系结构与内涵研究室）建设规划，联合北京中医药大学等16所高等院校及科研和医疗机构的专家、学者，选取历代具有代表性或学术特色突出的医家，系统地阐释与解析其学术思想和诊疗经验，旨在发掘与传承、丰富与完善中医理论，为提升中医师临床实践能力和水平提供参考和借鉴。本套丛书即是由此系列研究阶段性成果总结而成。

综观历史，凡能称之为"大医"者，大都博览群书，学问淹博赅洽，集百家之言，成一家之长。因此，我们以每位医家的内容独立成书，尽可能尊重原著，进行总结、提炼和阐发。本丛书的另一个特点是，将医家特色学术观点与临床实践相印证，尽可能选择一些典型医案，用以说明理论的实践价值，便于临床施用。本丛书列选"'十三五'国家重点图书、音像、电子出版物出版规划""医药卫生"类项目，收载民国及以前共102名医家。第一批61个分册，已于2017年出版。第二批41个分册，申报2021年国家出版基金项目已获批准，出版在即。

丛书各分册作者，有中医基础和临床学科的资深专家、国家及行业重点学科带头人，也有中青年骨干教师、科研人员和临床医师中的学术骨干，来自全国高等中医药院校、科研机构和临床单位。从学科分布来看，涉及中医基础理论、中医各家学说、中医医史文献、中医经典及中医临床基础、中医临床各学科。全体作者以对中医药事业的拳拳之心，共同努力和无私奉献，历经数年完成了这份艰巨的工作，以实际行动切实履行了"继承好、发展好、利用好"中医药的重大使命。

在完成上述科研项目及丛书撰写、统稿与审订的过程中，研究团队暨编委会和审订委员会全体成员精益求精之心始终如一。在上述科研项目负责人、丛书总主编、中国中医科学院中医基础理论研究所潘桂娟研究员主持下，由常务副主编陈曦副研究员、张宇鹏副研究员及各分题负责人——翟双庆教授、钱会南教授、刘桂荣教授、郑洪新教授、邢玉瑞教授、马淑然教授、文颖娟教授、陆翔教授、杨卫彬研究员、崔为教授、江泳教授、柳亚平副教授、王静波副教授等，以及医史文献专家张效霞教授，分别承担或参与了团队的组织和协调，课题任务书和丛书编写体例的起草、修订和具体组织实施，各单位课题研究任务的落实和分册文稿编写、审订等工作。编委会多次组织工作会议和继续教育项目培训，推进编撰工作进度，确保书稿撰写规范，并组织有关专家对初稿进行审订；最终，由总主编与常务副主编对丛书各分册进行复审、修订和统稿，并与全体作者充分交流，对各分册内容加以补充完善，而始得告成。

2016年2月，国家中医药管理局颁布《关于加强中医理论传承创新的若干意见》，指出要"加强对传承脉络清晰、理论特色鲜明的古代医家的学术思想研究"。2016年2月，国务院颁布《中医药发展战略规划纲要（2016—2030年）》，强调"全面系统继承历代各家学术理论、流派及学说"。上述项目研究及丛书的编写，是研究团队对国家层面"遵循中医药发展规律，传承精华，守正创新"号召的积极响应，体现了当代中医人敢于担当的勇气和矢志不渝的追求！通过此项全国协作的系统工程，凝聚了中医医史、文献、理论、临床研究的专门人才，培育了一支专业化的学术队伍。

在此衷心感谢中国中医科学院及其所属中医基础理论研究所、中医药信息研究所、研究生院，以及北京中医药大学、陕西中医药大学、山东中医药大学、云南中医药大学、安徽中医药大学、辽宁中医药大学、浙江中医药大学、成都中医药大学、湖南中医药大学、长春中医药大学、黑龙江中医药大学、南京中医药大学、河北中医学院、贵州中医药大学、中日友好医院16家科研、教学和医疗单位对此项工作的大力支持！衷心感谢中国中医科学院余瀛鳌研究员、姚乃礼主任医师、曹洪欣教授与北京中医药大学严季澜教授在项目实施和本丛书出版过程中给予的悉心指导与支持！衷心感谢中国中医药出版社有关领导及华中健编辑、芮立新编辑、伊丽萦编辑、鄢洁编辑及丛书编校人员的辛勤付出！

在本丛书即将付梓之际，全体作者感慨万千！希望广大读者透过本丛书，能够概要纵览中医药学术发展之历史脉络，撷取中医理论之精华，承绪千载临床之经验，为中医药学术的振兴和人类卫生保健事业做出应有的贡献！

由于种种原因，书中难免有疏漏之处，敬请读者不吝批评指正，以促进本丛书的不断修订和完善，共同推进中医历代名家学术的继承与发扬！

《中医历代名家学术研究丛书》编委会

2021 年 3 月

凡例

一、本套丛书选取的医家，为历代具有代表性或特色思想与临床经验者，包括汉代至晋唐医家 6 名，宋金元医家 19 名，明代医家 24 名，清代医家 46 名，民国医家 7 名，总计 102 名。每位医家独立成册，旨在对医家学术思想与诊疗经验等内容进行较为详尽的总结阐发，并进行精要论述。

二、丛书的编写，本着历史、文献、理论研究有机结合的原则，全面解读、系统梳理和深入研究医家原著，适当参考古今有关该医家的各类文献资料，对医家学术思想和诊疗经验加以发掘、梳理、提炼、升华、概括，将其中具有理论意义、实践价值的独特内容阐发出来。

三、丛书在总体框架上，要求结构合理、层次清晰；在内容阐述上，要求概念正确，表述规范，持论公允，论证充分，观点明确，言之有据；在分册体量上，鉴于每个医家的具体情况不同，总体要求控制在 10 万～ 20 万字。

四、丛书的每一分册的正文结构，分为"生平概述""著作简介""学术思想""临证经验"与"后世影响"五个独立的内容范畴。各分册将拟论述的内容按照逻辑与次序，分门别类地纳入以上五个内容范畴之中。

五、"生平概述"部分，主要包括医家姓名字号、生卒年代、籍贯等基本信息，时代背景、从医经历以及相关问题的考辨等。

六、"著作简介"部分，逐一介绍医家的著作名称（包括现存、已经亡佚又经后人辑复的著作）、卷数、成书年代、主要内容、学术价值等。

七、"学术思想"部分，分为"学术渊源"与"学术特色"两部分进行论述。前者重在阐述医家之家传、师承、私淑（中医经典或前代医家思想对其影响）关系，重点发掘医家学术思想的历史传承与学术渊源；后者主要从独特学术见解、学术成就、学术特点等方面，总结医家的主要学术思想特色。

八、"临证经验"部分，重点考察和论述医家学术著作中的医案、医论、医话，并有选择地收集历代杂文笔记、地方志等材料，从中提炼整理医家临床诊疗的思路与特色，发掘、总结其独到的诊治方法。此外，还根据医家不同情况，以适当方式选录部分反映医家学术思想与临证特色的医案。

九、"后世影响"部分，主要包括"学术影响与历代评价""学派传承（学术传承）""后世发挥"和"国外流传"等内容。其中，对医家的总体评价，重视和体现学术界共识和主流观点，在此基础上，有理有据地阐明新见解。

十、附以"参考文献"，标示引用著作名称及版本。同时，分册编写过程中涉及的期刊与学位论文，以及未经引用但能体现一定研究水准的期刊与学位论文也一并列出，以充分体现对该医家研究的整体状况。

十一、附以丛书全部医家名录，依照时间先后排列，以便查验。

十二、丛书正文标点符号使用，依据中华人民共和国国家标准《标点符号用法》（GB/T 15834—2011）。医家原书中出现的俗字、异体字等一律改为简化正体字，个别不能对应简化字的繁体字酌予保留。

《中医历代名家学术研究丛书》编委会

2021 年 3 月

内容提要

　　唐容川，名宗海，生于清咸丰元年（1851），卒于清光绪二十三年（1897）；四川彭县三邑人，清末著名医家；著有《血证论》《中西汇通医经精义》《金匮要略浅注补正》《伤寒论浅注补正》《本草问答》《医易通说》等 10 部著作。唐容川基于《黄帝内经》《难经》、张仲景学说，在血证诊疗思想的集成、总结与提炼方面贡献卓著。其全面阐发血证，陈述了阴阳水火气血论、脏腑病机论等学术创见，将血证划分为血上干证、血外渗证、血下泄证、血中瘀证及失血兼见诸证，并创造性提出了止血、消瘀、宁血、补虚通治血证之大纲，具有重要的理论与实践价值，影响十分深远。此外，其对本草药性理论的阐释和发挥也颇有特色，值得深入研究。唐容川积极倡导和实践中医气化理论，对中医理论的继承与发展，具有重要的现实意义。本书内容包括唐容川的生平概况、著作简介、学术思想、临证经验、后世影响等。

唐容川，名宗海，生于清咸丰元年（1851），卒于清光绪二十三年（1897）；四川彭县三邑人，清末著名医家；著有《血证论》《中西汇通医经精义》《金匮要略浅注补正》《伤寒论浅注补正》《本草问答》《医易通说》等10部著作。唐容川基于《黄帝内经》《难经》、张仲景学说，在血证诊疗思想的集成、总结与提炼方面贡献卓著。其全面阐发血证，陈述了阴阳水火气血论、脏腑病机论等学术创见，将血证划分为血上干证、血外渗证、血下泄证、血中瘀证及失血兼见诸证，并创造性提出了止血、消瘀、宁血、补虚通治血证之大纲，具有重要的理论与实践价值，影响十分深远。此外，对本草药性理论的阐释和发挥也颇有特色，值得深入研究。唐容川积极倡导和实践中医气化理论，对中医理论的继承与发展，具有重要的现实意义。

笔者以"唐容川""唐宗海""血证论""中西汇通医经精义""本草问答""金匮要略浅注补正""伤寒论浅注补正""医易通说""六经方证中西通解""痢症三字诀""医学一见能"等为关键词，在中国知网CNKI进行检索，有相关期刊论文308篇，有相关学位论文共10篇。

目前，有关唐容川医学思想与临证特色全面研究，其代表者如陈宇谨的《唐容川医学思想与诊疗特点研究》（中国中医科学院博士学位论文，2011），从生平事迹、思想基础、医学理论和临床经验等方面，较为详细地阐述了其在学术见解、血证实践和选方用药方面的特色观点，而略于与诊治杂病的相关介绍。其他，如侧重基础理论研究者，有皮国立的《近代中医的身体观与思想转型：唐容川与中西医汇通时代》(三联书店，2008)从身体观的视角切入，来审视中西医融合思潮的可能方向，对三焦、油膜、连网、气血水火等术语进行横向比较研究，进而推导出西医知识与中医传统交互作用下，新中医是如何去解释，甚至是"自圆其说"的过程。还有牟德海的《唐容川"形–气"观及其应用思路探讨》(甘肃中医药大学硕士学位论文，2017)通过阐述唐容川"形–气"观的内涵，探讨解剖形体与中医理论的关系，以及形体在中医理论中的意义。有侧重本草药性理论研究者，如张磊的《<本草问答>的文献研究》运用文献学方法，系统讨论了《本草问答》的学术思想，阐述了唐容川本草学术思想对后学的影响，以及发展其学术思想的现实意义。其余散在发表的论文，大都集中在有关气血水火关系、治血四法、组方用药特点，以及某病证证治经验等具体方面。

从唐容川的论著来看，其内容涉及《黄帝内经》《伤寒论》《金匮要略》等中医经典内容、本草药性理论，杂病诊疗规律，以及有关血证理论的创新发展，可以说是面面俱到，反映出唐容川深刻全面的学术见地和精妙高超的诊疗思想。当代相关成果，无论从研究深度和内容体量等方面，均有待进一步丰富与深化。本书基于前人的研究成果，通过全面梳理唐容川《血证论》《中西汇通医经精义》《伤寒论浅注补正》《金匮要略浅注补正》《本草问答》《医学见能》《医易通说》《痢症三字诀》与《六经方证中西通解》等著作，从"生平概述""著作简介""学术思想""临证经验"和"后世影响"等5个方面进行探讨，旨在总结、归纳、提炼唐容川医学思想的哲学基础，诠释其气化思想，以及在此基础上的理论突破与实践创新，阐明其独特的理论认识与实践经验，以利于现代医家和学者理解与运用。

本次整理研究依据的唐容川著作版本：魏武英，曹健生点校.血证论［M］.北京：人民卫生出版社，1990。秦伯未批校.医学见能［M］.兰州：甘肃人民出版社，1982。张立光点校.医经精义·医易通说·医学见能·本草问答［M］.北京：学苑出版社，2012。张立光点校.金匮要略浅注补正［M］.北京：学苑出版社，2012。张立光点校.伤寒论浅注补正［M］.北京：学苑出版社，2012。张伯龙问，唐容川答，黄杰熙评注.本草问答评注［M］.太原：山西科学教育出版社，1991。顾植山校注.医易通说［M］.北京：中医古籍出版社，1989。此外，六经方证中西通解（内部刊本）［M］.唐宗海学术研究会，1983。王咪咪，李林.唐容川医学全书［M］.北京：中国中医药出版社，1999。

在此衷心感谢参考文献的作者及支持本项研究的各位同仁！

中国中医科学院中医基础理论研究所　陈曦

2020 年 6 月

目
录

唐容川

生平概述

唐容川，名宗海；生于清咸丰元年（1851），卒于清光绪二十三年（1897）；四川彭县三邑人，清末著名医家；著有《血证论》《中西汇通医经精义》《金匮要略浅注补正》《伤寒论浅注补正》《本草问答》《医易通说》等10部著作。唐容川基于《黄帝内经》(简称《内经》)、《难经》、张仲景学说，在血证诊疗思想的集成、总结与提炼方面贡献卓著。其全面阐发血证，陈述了阴阳水火气血论、脏腑病机论等学术创见，将血证划分为血上干证、血外渗证、血下泄证、血中瘀证及失血兼见诸证，并创造性提出了止血、消瘀、宁血、补虚通治血证之大纲，具有重要的理论与实践价值，影响十分深远。此外，他对本草药性理论的阐释和发挥也颇有特色，值得深入研究。唐容川积极倡导和实践中医气化理论，对中医理论的继承与发展，具有重要的现实意义。

一、时代背景

唐容川生活的时代，由于受到西方文化的冲击和影响，社会思潮发生着前所未有的强烈变化，极大地影响了当时人们的世界观和价值观。在这个特殊的思想变革过程中，社会思潮逐渐形成了新旧并存、中西混杂的混杂状态；出现了"旧学"与"新学"及"中学"与"西学"之争，贯穿在哲学、史学、文学、医学、科技等各个领域；冲击着人们固有的社会意识形态，呈现出当时深刻而复杂的文化格局。受当时新兴的主流社会思潮的影响，在学习和研究医学的过程中，唐容川的学术思想表现出典型的时代特征。

（一）"中体西用"说的形成

18 世纪中期到 19 世纪初期，被称为清代文化发展高峰的"乾嘉盛世"，许多知识分子在清朝统治者的高压与笼络下，埋头故纸堆中，穷年累月地从事汉学考据或宋学义理的研究。汉学家与宋学家大都信守儒家经典，宣扬维护封建的伦理纲常，束缚人们的思想，而无视需要尽快解决的社会现实问题。

鸦片战争以后，西方资本主义入侵，清朝的封建统治进入衰落时期，民族危机迫在眉睫，一些封建士大夫从为封建社会"炼石补天"出发，深感烦琐的汉学与空疏的宋学都不能应付当时的新局面。他们力求研讨更切于实际的学问，于是便兴起了"经世致用"的思潮。其中，"中学为体，西学为用"是洋务派的思想主张。

"中体西用"说，是在"西学东渐"趋势下，洋务派对"师夷""通变"存在种种忧虑下的产物。他们担心即使有限度地引进西方新事物，也会危及密闭的中国封建体系，担忧西学输入会对人心风俗发生潜移默化的影响。因此，他们迫切需要明确的指导思想，摆正中学与西学的位置，保证西学的输入不会超出洋务派允许的范围，一定要分清本末。这种辨明本末的想法，简言之即"中学为体，西学为用"。

郑观应在《盛世危言》（1893）"道器化"中提出，"中学其本也，西学其末也"。学习西学的原则是"主以中学，辅以西学"。孙家鼐在《议覆开办京师大学堂折》（1896）中明确提出"中学为体，西学为用"。张之洞在《劝学篇》（1898）中对这一思想做了具体的阐述和发挥。关于"中学"与"西学"的关系，他说："中学为内学，西学为外学，中学治身心，西学应世事。"还强调："旧学为体，新学为用。"这里讲的"体"和"用"的关系，就是"本"和"末"的关系。即指维护封建秩序为"本"，学习西方技艺为"末"。因此，这一思想不仅和封建统治者利益一致，而且也适应帝国主义侵华的需要，所以《劝学篇》一出世，就受到统治者的重视，朝廷下令"颁发各省……广为刊布"，并被译成英、法文本，流传于海内外。自此，"中体西用"思想日益广泛地渗透到各个学术领域。

需要注意的是，"西学为用"在近代文化史上并不是毫无积极作用。虽然洋务派的主观意图是以"用"护"体"，以"西"卫"中"，但是在客观上"为用"的"西学"最终必将冲击、破坏"为体"的"中学"。正如有学者所说："因为西学是新学，中学是旧学，在实施中旧学和新学、中体和西用是不可能互不侵犯的，用在体中发酵，势必不断促进事物的新陈代谢。"客观上促进了中国社会近代化的历程。

（二）"中西汇通"思想的出现

16世纪西方医学就开始传入中国，如意大利天主教士利玛窦在1595年用中文撰写了《西国记法》、1621年日耳曼人邓玉函译著《泰西人身说概》2卷、1622年意大利人罗雅谷译注《人体图说》一书，但是明末清初的西方医学对中医学的影响不大。19世纪，以英国教会医生合信氏为先导来华，自清咸丰元年（1851）至咸丰九年（1859），先后著《全体新论》《西医略论》和《内科新说》等5种书籍，全面系统介绍西医生理、解剖及临床各科知识，且大部分为西方经过医学革新运动后的学术内容，和第一次传入者有质的不同，故此期传入之西方医学对我国影响颇大。加之西方预防医学、医政管理、医学教育思想相续输入，以及西医医院、西医学校在我国的开设，故西方医学流行极广，而影响亦最大。

中西医汇通思想的出现，主要是近代西方医学知识在中国广泛传播以来，在医学领域受到"经世致用"和洋务运动中提出的"中学为体，西学为用"的思想影响。早在清咸丰三年（1853），当时任两广总督的叶名琛（1807—1859）在阅读合信所著《全体新论》一书之后，曾在为该书写的"赞"中称："泰西合信氏著《全体新论》，绘图最为详明……余因按原式分刻八幅，列之坐右，以便省览，且资持赠，欲究心医理者，晓然于内外隐显之本源，实足为望、闻、问、切之辅助云尔。"可见叶名琛不仅赞赏西方医学，而且认为可以辅助中医学。

（三）"重中参西"主张的确立

由于受这一时期文化思潮的影响，多数主张中西医汇通的学者，都推崇《内经》等中医学经典著作，尊崇传统理论，并以此为标准来衡量、比较中西医学。中西医汇通学派的主要研究内容，是以中医经典理论的解释为核心的。概而言之，这些学者都主张以中医学理论为本位，参合中西医学，以达到形理或者形气兼备的理想目标。

唐容川生活在清末受西学影响较小的四川，其所了解的西医学知识，主要是通过传教士翻译的文献，并未经历过西医实践。唐容川非常推崇《内经》等中医学经典，毫不怀疑中医经典理论的正确性，不自觉地以中医经典理论为标准，来评价中西医学。尽管其承认西医学对人体形态结构的描述，宋元之后的中医学无法与之相提并论，但总是千方百计地通过语言概念转换，与《内经》的语句加以对接，且更加强调西医学对人体气化理论的认识不足。如唐容川在《中西汇通医经精义》中，毫不掩饰地表达了重中轻西的观点和对西医学术的某些质疑；但其仍用西医的解剖、生理来印证中医的理论，力图证明中西医之间原无抵牾，中医并非不科学。"人身阴阳"一篇说："西医剖割视验……止则知其形，不知其气，以所剖割只能验死尸之形，安能见生人之气化哉？"（《中西汇通医经精义·上卷·人身阴阳》）

然而，科学实证研究，同样也使得唐容川被这一科学范式吸引。唐容川在某种程度上接纳了此实证精神。从唐容川的著作中可以看出，其读过的西学著作《合信氏医书五种》，包括《全体新论》《西医略论》《内科新说》《博物新编》《妇幼新说》。其中，不仅包括医书，还有科技书籍《博物新编》。所以，唐容川不仅了解西医解剖学，还涉猎化学、电学、物理学等等，这对其在著书立说过程中，有选择性地以西学为参照，阐释中医理论，奠定了基础。如唐容川在《血证论·凡例》中说："是书议论多由心得，然其发明处，要皆实事实理，有凭有验；或从古圣引申，或从西法参得，信而有征之说也，并非杜撰可比。"从"信而有征"一语，可见唐容川对西学的评价。

唐容川是清末医林代表性人物，其生于西学东渐之际，目睹现实，认为西医详形迹而略气化，有所长亦有所短，中医略形迹而详气化，有所短更有所长，故力主在维护中医晋唐之前传统的基础上，兼采西说，折衷与完善中医基本理论。本书即从时代背景切入，阐述唐容川学术思想形成的基本历程，解析其主要学术观点和临证经验，并对其"中西汇通"的实质进行解读。

二、生平纪略

唐容川，字容川，号九陇书生，四川彭县三邑人。据《清代朱卷集成》和《清代官员履历档案全编》记载推算，唐容川生于清咸丰元年十月二十九日（1851年12月21日）。唐氏族人唐重春保存了一部唐氏族谱，可知唐氏先世居江西泰和。据《清代朱卷集成》载，唐氏始祖有森，为明代永乐进士湖南辰州（即今湖南省怀化市沅陵县）总管授。因老休致寄籍湖南武冈龙管乡义龙里。清初其族十二世"邦"字公、伯、美兄弟三人先后溯江入蜀，分支居金堂、广汉、彭县。下经凤、凰、朝三世，有朝书、朝玺兄弟，其中，朝书子至易一子瑞麟，为唐容川生父。

至唐氏高祖定居于彭县，以耕田为生，家境逐渐富裕。唐父瑞麟乐于济人，母艾氏工于女红。清咸丰年间，为了躲避太平天国兵祸，唐家举家迁于广汉。唐容川幼年，家庭经济条件逐渐衰落，全家主要依靠其母为人做针黹手工，补贴生活。唐容川自幼先后跟从当地儒生曹桂林，胞叔唐至明，儒生袁亚卿、艾晓初、杨大展、李本生、罗季芬、李干庭等习文。至太平天国战争平定后，又跟随四川新都县王利堂学习理学。王利堂为当地名儒，学识渊博，治学严谨。幼年唐容川聪明好学，学业与日精进；于清同治元年（1862）11岁时考中秀才，后分别于清光绪十一年（1885）乡试考中举人，清光绪十五年（1889）会试第28名、殿试进士三甲第35名赐同进士出身、朝考第二等第25名。至此，唐容川时年38岁。清代朝考后授官，前列者为庶吉士，次者分别为主事、中书、知县等。根据唐容川的成绩等次，官职授予礼部主事。清光绪二十二年（1896）后，改任广西来宾知县。

据《血证论·序》记载，清同治七年（1868），唐容川为调治其父唐瑞麟羸弱多病的身体，开始涉猎医学书籍。这一点，也可以从其《医柄·序》中得到印证。"序"文称"予自昨岁涉猎医学"，落款时间为"同治己巳年（1869）"。早年学医，唐容川深感医学文献汗牛充栋，每检用时茫如涉海。继而，重点学习和研读《伤寒论》《金匮要略》，并广泛涉猎当时通行的医书，还在临证时将诸多文献中重要切当处，加以细心体识。通过对文献的深入学习和临证运用，唐容川选录经实践检验且精确切当的前贤论述，于清同治八年（1869），将这些读书与临证心得撰集而成《医柄》一书。清同治十三年（1873）唐父瑞麟突然吐血，继复转为下血。经查阅各医书，施治无效，招请名医，亦仅可残喘延命。尽管多方求医索方积极治疗，唐父之血证病情仍反复发作，仅仅过了6年便不治而终。因目睹父亲患病之苦，时医临证无方，唐容川下定决心精研岐黄之学，尤其是血证治疗的门径。

唐容川故里三邑乡，因以彭县、广汉、新都三县交界得名。约早于唐容川名世100年的医家杨凤庭（字瑞虞，号西山），便是三县之一的新都县河吞场人。河吞与唐氏故里中隔一水，相距仅十里。因此，杨西山治疗血证的专著《失血大法》，便引起了唐容川的关注。民国初年，浙江名医沈绍九医成都时，也曾得阅是书。其阅后评价道："血证以缪仲淳、杨西山两氏治法，最稳妥可用。"尽管得到《失血大法》，颇费周折，但唐容川通过仔细研究和实际运用，认为其于临证治疗血证仍有许多疏漏及未尽之意。如《血证论·序》说："时，里中人甚诩乡先辈杨西山先生所著《失血大法》，得血证不传之秘，门下抄存，私为鸿宝。吾以先君病，故多方购求，仅得一览。而其书议论方药究亦未能精详，以之治病，卒鲜成效。"唐容川将研究的视线回归到中医经典著作之中，希望通过发掘和梳理这些文献，丰富与完善血证治疗的思路和方法。经过深入学习和临床揣摩，在"寝馈于《内经》、仲景之书"之后，唐容川终于"触类旁通，豁然心有所得，而悟其言外之旨，用治血证，十愈七八"（《血证论·序》）。

唐容川的医术虽未能挽回其父危重之病情，但其妻在清光绪五年（1879）患血证时，他已经能自行治愈。唐容川早在习举子业时，就发出"大丈夫不能立功名于天下，苟有一材一艺，稍足补救于当时，而又吝不忍传，陋哉"之语，表达了寄希望于医学实现自身价值的内心愿望。故而，自1873年至1884年凡十一年，唐容川在总结前人经验的基础上，结合自身临证心得，完成了《血证论》的撰写。是书在杨西山降气、行血和滋肝三要诀的基础上，发展并确立了止血、消瘀、宁血、补虚四大法则，使得吐血的治法更为完善。

读万卷书，行万里路。唐容川学识开明，常常游学海内，广交知己，融会新知。唐容川曾多次小住上海，光绪十四年（1888）秋与书商夔门人邓云航、云笠昆仲交好，以医道名扬沪上。邓云航亦晓岐黄术，对唐容川的医学理论与临床造诣甚为推崇，其描述唐容川之学术特点说："凡人身脏腑经络，明若观火；且其谈三焦，更能发人所未发，皆以西医之形迹印证中医之气化。"(《伤寒论浅注补正·邓序》)最让邓云航赞佩的是，临证每有疑问而不能疗者，一经唐容川诊治，沉疴顿除。据江克明回忆说："上海中医学院前院长程门雪曾经讲过唐容川用败毒散治疗痢疾的经验。程院长学中医时，跟随上海名医丁甘仁老先生。某年夏，丁老先生的一位幼辈患痢疾，用治痢套方月余不瘥，总是身热不已、下痢不止。正在忧戚之际，恰巧唐容川来到上海，名家相逢，甚为相契。丁老先生怜幼心切，虚怀若谷，特邀唐容川为之诊治。唐诊视之后，遂处以人参败毒散治之。丁老先生深知有理，甚为赞同，给病人服之，果然一剂即身热退，再剂而下痢亦止矣。一时传之上海，成为医界美谈。"

光绪十五年（1889），唐容川考取进士，官授礼部主事时，其妻冯氏病卒，唐容川遂告假归里处理事务。光绪十六年（1890）春天，唐容川拜访了凤楼书院。凤楼书院为同治十三年（1874），由当地士绅叶长高、叶湘、刘万全等，在彭县北30里的敖家场文昌宫所创办。书院的主持人称为山长，由董事会礼聘博学多才的名师担任，历任山长以吕调阳最负盛名。吕调阳，字晴笠，号竹庐，四川彭县人，学识渊博，著述宏富，在书院讲授"经世致用"之学，兼及历史、地舆、训诂、考证等。唐容川拜访期间，与吕调阳求教钟鼎秦汉文字，复观西方医学、化学、物理等学科，且将中医学天地、阴阳、人物、气化之理，两相汇通。是年，唐容川编写的医学普及读物《医学一见能》出版。

光绪十八年（1892），在融汇《内经》《难经》及张仲景之书精义的基础上，完成了《中西汇通医经精义》。"中西汇通"之名，自此始。同年，与其子唐祖鉴共同撰成《医易通说》。在此期间，唐容川曾往返于北京、上海、广东之间。在北京时，结交川人"戊戌六君子"之一、倡导革新变法的刘光第，进而唐容川之"中西汇通"思想更加坚定。唐容川在京期间，曾为多名幕僚治病，其中包括帝师翁同龢、总理衙门总办陈兰秋等。是年冬天，唐容川复游广东，与名医张士骧（字伯龙），共同探讨本草药性理论。唐容川在书商邓云笠、云航兄弟的鼎力资助下，于光绪十九年（1893）至二十一年（1895）间，先后出版了《金匮要略浅注补正》《本草问答》《伤寒论浅注补正》和《痢症三字诀》。

光绪二十二年（1896）3月，唐容川由礼部主事改归进士知县，后被授予广西来宾知县一职。同乡刘光第，曾作诗《颂唐容川大令宗海之任来宾》送别。诗云："吾乡唐子令来宾，喜无同年劝缴凭。罗城咫尺芳规在，清官有谱知相承。老桑怕夺柳州席，掀髯一笑岂所朋。况子活人有奇术，余事亦并荆关称。我帆南冥上罗浮，阳朔山水到未曾。政闲试写象州山，寄将无惜墨一棱。"在赴任之前，唐容川先往四川家中，接母亲冯氏取道鄂、湘入桂。不料途中，其母冯氏病危于鄂，为防不测，唐容川折道溯江而回。后其母因吐血复发，卒于武汉（一说秭归，一说三台）。光绪二十三年（1897），唐容川护送其母灵柩，于四川万县弃舟登陆。途径梁山、大竹地区时，由于旅途劳顿、身心疲累，不幸感染当地疫疠之邪。迨至家中已经意识不清，无法言语，于10日后辞世，享年46岁。其子唐祖鉴，将其葬于双流县袁家坝。

唐容川晚年曾手写一部《六经方证中西通解》，宗本《灵》《素》经旨，汇集历代各家，间以己见，多有创论。

唐容川有一子唐祖鉴，字镜民，又名守潜。祖鉴于文史之外，兼通医理，曾任秘书长、县长等职，晚年著《庄子抉微》《老子注》等，卒于民国三十三年（1944）冬；有一女（张唐氏，名不可考）。祖鉴二子一女，长子重鼎，次子重岳（一说重玉），一女（杨唐氏，名不可考）。唐容川曾在家乡三邑创办"农桑会"，并于故里近处租地约60亩，以兴农值桑，至今乡人传为美谈。

唐容川年谱

清咸丰元年（1851）：十月二十九日，唐容川出生。

咸丰十一年（1861）：10岁之前，唐容川先后跟从当地儒生曹桂林，胞叔唐至明，儒生袁亚卿、艾晓初、杨大展、李本生、罗季芬、李干庭等习文。至当地太平天国战争平定后，又跟随四川新都县王利堂学习理学。

同治元年（1862）：11岁，唐容川考中秀才。

同治七年（1868）：17岁，唐容川为调治其父瑞麟羸弱多病的身体，始涉猎医学。

同治八年（1869）：18岁，唐容川著《医柄》，旨在把握医学之纲领，此书已佚。子唐祖鉴生。（据《晚怡轩诗草》唐守潜镜民序，守潜即祖鉴。"庚辰，潜甫十一岁，先君令拜师门下"。庚辰为光绪六年，即1880年。由此上溯，可知唐镜民出生于1869年）

同治十二年（1873）：22岁，是年六月，唐父瑞麟突然吐血，继复转为下血。经查阅各医书，施治无效，招请名医，亦仅可残喘延命。尽管多方求医索方积极治疗，唐父之血证病情仍反复发作，6年之后便不治而终。

光绪五年（1879）：28岁，唐容川妻子冯氏患血证，经唐容川治疗而获得痊愈。

光绪十年（1884）：33岁，历11年，《血证论》始成。

光绪十一年（1885）：34岁，考中举人。

光绪十四年（1888）：37岁，游学江南，与邓云航、邓云笠昆仲交。

光绪十五年（1889）：38岁，考取二甲进士，授礼部主事。妻冯氏卒，告假归里。

光绪十六年（1890）：39岁，《医学见能》出版；携子唐祖鉴至敖家场文昌宫凤楼书院谒见川中宿儒吕调阳，探讨易理及钟鼎秦汉文字。

光绪十八年（1892）：41岁，在融汇《内经》《难经》及张仲景之书精义的基础上，完成了《中西汇通医经精义》。"中西汇通"之名，自此始。同年，与其子唐祖鉴共同撰成《医易通说》。在此期间，唐容川曾往返于北京、上海、广东之间。在北京时，结交川人"戊戌六君子"之一、倡导革新变法的刘光第。唐容川在京期间，曾为多名幕僚治病，其中包括帝师翁同龢、总理衙门总办陈兰秋等。是年冬天，唐容川复游广东，与名医张士骧（字伯龙），共同探讨本草药性理论。

光绪十九年（1893）：42岁，《金匮要略浅注补正》《本草问答》刊行。

光绪二十年（1894）：43岁，《伤寒论浅注补正》刊行。同年，《中西汇通医书五种》出版。

光绪二十一年（1895）：44岁，《痢症三字诀》刊行。

光绪二十二年（1896）：45岁，由礼部主事改归进士知县，被授予广西柳州来宾县知县。刘光弟赠诗。

光绪二十三年（1897）：赴任途中，艾夫人卒于湖北秭归；唐容川扶母枢回川，经梁山、大竹感染疫病，加之路途劳累，到乡仅10日而卒。葬双流袁家坝。

民国二十六年（1936）：《伤寒杂病论精义折衷》出版，是书为门人朱壶山遵唐氏遗命修正两部《浅注补正》而成。

民国三十六年（1947）：《六经方证中西通解》稿本由孙女婿杨照临披露于世。

1983年："唐宗海学术研究会"据当地唐爱之老中医手抄本，整理出版《六经方证中西通解》。唐氏原稿已佚。

1987年：中医古籍出版社出版顾植山校注的《医易通说》。

1991年：山西科学教育出版社出版黄杰熙评注《＜本草问答＞评注》。

1999年：中国中医药出版社出版王咪咪、李林主编《唐容川医学全书》，含《中西汇通医经精义》《血证论》《伤寒论浅注补正》《金匮要略浅注补正》《本草问答》《医学见能》《痢症三字诀》《医易通说》8 种。

唐容川

著作简介

　　唐容川一生，著述颇富，共计有《血证论》《医学一见能》《中西汇通医经精义》《金匮要略浅注补正》《伤寒论浅注补正》《本草问答》《医易通说》《六经方证中西通解》《痢症三字诀》和《医柄》等10部。此外，据秦伯未推测，尚有《外科说意》一书（《医学见能》"原序"伯未按）。

一、《血证论》

　　《血证论》，共计8卷，成书于清光绪十年（1884），是唐容川最具理论特色与实用价值的著作，也是对中医血证诊疗理法方药的系统集成与创新之作。其创作缘起于唐父体弱多病，骤得吐血，继而转为下血。唐容川检阅历代文献，按法施治俱无显效；遍请里中名医，也大都无法说清病源。唐容川只好采用延缓病势的方法，得过且过，希望病情缓解。在平时读书时，也刻意留心血证诊疗。其时流传着当地名医杨西山所著《失血大法》一书，唐容川亦多方购求，而仅得以阅览。通过全面研读，唐容川发现《失血大法》关于方药的讨论难尽其意，所以在《内经》、张仲景书中上下求索，不久便触类旁通，豁然有得，并悟出许多书外之意，用治血证，十愈七八。此时，唐容川已能够运用实践经验心得，治好其妻罹患的血疾。唐容川感叹道："大丈夫不能立功名于天下，苟有一才一艺，稍补救于当时，而又吝不忍传，陋哉！爰将失血之证，精微奥义，一一发明，或伸古人所欲言，或补前贤所未备，务求理足方效，不为影响之谈。"（《血证论·序》）由此，也可以看出唐容川拯救贫厄、实事求是的精神。

　　《血证论》8卷中，卷一为总论，主要包括"阴阳水火气血论""男女异同论""脏腑病机论""脉证生死论""用药宜忌论"及"本书补救论";系统介绍了血证病因病机、诊疗规律、用药法度等;卷二至卷五,分别为"血上干证治十四条""血外渗证治七条""血下泄证治六条""血中瘀证治五条",包括吐血、呕血、咯血、唾血等气机升降出入失常为主要病机的具体病证的理法方药;卷六为"失血兼见诸证",主要论述失血证的兼症及其诊治;卷七、卷八,为方解。《血证论》的主要学术观点:①水火气血互根互用,水火气血均与血证密切相关;②调气、治水、降火,补泻脏腑,是治疗血证的总则;③血证多虚,宜在辨证的基础上,分别补脾、补肾、补阴、补阳。

版本概况:此书翻刻版本多至20余种,最早的刻本,清光绪十年甲申(1884)刻本尚在。现代通行本,为1990年人民卫生出版社中医古籍整理丛书本。

二、《中西汇通医经精义》

《中西汇通医经精义》,又名《中西医判》《中西医解》《中西医学入门》,共计两卷,成书于光绪十八年(1892),是集中体现唐容川医学基础理论的解经注经著作之一。唐容川在研究中医学的过程中,发现中医学对于社会历史的发展具有重要意义。他说:"即以医论之五行列于《洪范》,为调燮阴阳之资;十全重于《周官》,实康斯民之助。"(《中西汇通医经精义·叙》)中医学的发展,特别是《内经》、张仲景的思想,对于整个社会的政治教化,起到了积极的作用。然而,到了晋唐以后渐渐失去了医学的真谛,宋元以后更是尤多纰缪。于是,唐容川提出"西医初出未尽周详,中医沿讹率多差误",正是应该厘正医道,以免贻害生民。因此,从中医学的经典《素问》和《灵枢》入手,唐容川"录其要义",运用中、西医学理论进行诠释；其主张"不存疆域异同之见，但求折衷归于一是"，不仅在医学方面能够中西汇通，拯黎民之夭札；而且在政治方面，也希望能够影响当权者的思想，对中西方思想进行融合，以"采风观政，弃短取长，推行尽利之方，策长治久安之术"。

《中西汇通医经精义》，分上卷、下卷。此书主要从中、西医两个理论领域，注释《内经》的有关内容。唐容川试图将其认为中医、西医之间原理一致的内容，互相训解，直接"汇通"。另外，将西医的解剖学与中医气化学说互相结合，说明人的生理功能与病理性质，以之"取长补短"。上卷，论述阴阳学说（人身阴阳）、脏腑学说（五脏所生、五脏所属、五脏所藏、五脏所主、脏腑所合、脏腑之官、五脏九窍）、气血津液精（男女天癸、血气所生、营卫生会）、经络学说（六经六气、经气主治、十二经脉、冲任督带）等内容。其写作方法，是以中医理论与西医理论并立，夹叙夹议。下卷首先运用中医学的基本术语和理论，对西方医学解剖学的内容进行介绍，目为"全体总论"，论及脑髓骨脉胆、胃大肠小肠三焦膀胱等解剖部位及功能，并附有详细的西医解剖图加以说明；其次，下卷对中医之脏腑病因病机、四诊原理与方法、治疗思想与原则、药物气味与宜忌、制方之法与功效等进行介绍。从其内容来看，是书作为中西汇通时代的代表著作，远比其本身的学术价值更大。

版本概况：本书以单行本流传近 20 种版本，尤以清光绪十八年壬辰（1892）、清光绪三十二年丙午（1906），清光绪三十四年戊申（1908）上海千顷堂书局石印《中西汇通医书五种》本流行最广泛。

三、《六经方证中西通解》

《六经方证中西通解》，共计 12 卷，是一部内容丰富、风格独特，在理论与临床方面，均能够全面反映唐容川学术思想的著作。全书以手足十二经，厘为12卷，每卷首列本经总论。上本《灵》《素》要旨，下参各家学说，间出一己之见，予以阐明六经之理，颇多独创之论。每经下分表里寒热虚实六证，随证遣方用药，并附方义，使得中医理、法、方、药一线贯穿，既畅医理，也有助于实用。本书附方十分丰富，一般临床常用的经方与时方，应有尽有，并附有唐容川自制验方，可供临床采用。同时，又依据西医原理，以求融通。方中用药，尤善应用阴阳气化、形色气味，以阐明药理；且行文深入浅出，明白畅晓。

本书的由来之一，据民国文琢之《唐宗海先生遗族访问记》载："（民国）三十六年（1947）当医声通讯社广征各地通讯、大肆宣传下的某一天，突有一位年约三十左右，服装不整、足蹬草履的瘦瘦青年，到社要会编辑先生，当由笔者接见，询其姓名，坚不吐实，只云登一消息，并由怀中取出一信笺，上用蓝水笔写的'唐宗海遗著《六经方证通解》出版动机三点'，尾末署有蜀天彭唐宗海容川先生出版筹备处全衔……唐先生孙女婿杨照临先生在主持……唐先生亲书《六经方证》一书原稿全部……因镜民先生赋性耿直守旧，保全先父遗作，从不肯轻以示人，故外间只闻书名，而实未见刊行，甚至坊间亦有伪版发现……镜民先生归道山时……将此部名作密封，授于其婿杨照临……书为白土纸夹页抄本，长约七八寸，宽约四五寸，封面亦为同等白纸，上书一川字，内容为行书，龙飞蛇舞，笔画自然，不愧名家所写，每页九行，每行三十四五字不等，且行气极为醒目。全书为八册，共有数十万言，至于内容，分为三阴三阳，合而为六经，又于六经分手足，再于手足分寒、热、虚、实、表、里六证，每证有总论，每一病证有分论；方剂之后又分药性效能。层次原理衷中参西，议论精辟，多有独到处。此为唐先生晚年所作，且屡易其稿，故较原有中西汇通，更为精彩。"

版本概况：据现代铅印本整理者"唐宗海学术研究会"介绍，"（唐容川）卒后，该书手稿原本由其子唐镜民所珍藏。抗日战争时期，唐镜民之子唐重岳，将稿本寄存于同窗好友广汉王孟侠家。当时，广汉王孟侠、钟焕如，各抄录全书一部。中华人民共和国成立后，刘静斋、唐爱之，据钟焕如抄本又各抄一部。现在唐容川手稿原本，与钟焕如、刘静斋抄本均佚，王孟侠抄本则仅存三焦与胆两卷。现存完整的抄本，为唐爱之老中医1961年抄录"。1983年，唐宗海学术研究会据此本整理校正付梓印制。

四、《本草问答》

《本草问答》，共计两卷，成书于光绪十九年（1893）；系唐容川游于广东时，与门人张士骧（字伯龙）以问答形式，阐明中药的性味、归经、相制相畏等理论问题70余条。其中第1～4问讨论药物形成之理，第5～46问讨论药性，第47问讨论药物相反，第48问讨论引经药，第49～62问讨论六气与药性，第63～71问讨论七情，第72问讨论本书特点，第73问对历代本草评价。书中针对本草药性理论的某些共性问题或某一类药物发问，采用中医学阴阳、五行、形色气味、五运六气、象数易理等理论模型，进行系统深入阐释。在此书中，唐容川常将中西医药进行比对，但由于其对西方医药了解不够深入，故这种比较说明缺乏说服力。该书所论本草理论范畴，主要包括辨药之法、反畏、炮制、升降、产地、引经、形态、气化等，也涉及人体解剖的相关内容。提问者张士骧也是清季著名医家，对本草理论的研究也细致入微。书中的提问与解答，常常能够启前人所未发，完善了本草药性学说。同时，此书论说源自唐容川个人临床实践经验，其内容具有重要的临床指导意义。

版本概况：现存光绪十九年善成裕记刻本、光绪年间上海千顷堂刻本、顺成书局石印本等多种版本。

五、《医学见能》

《医学见能》，又名《医学一见能》，共计 4 卷，另有卷首。此书意在使读者通过本书的学习或查阅能够处理临床常见病证。此书的特点为普及、实用以及短小精炼。卷首为"诊法"，包括五脏、六腑、经气、望色、闻声、问证和切脉等 7 项内容；卷一至卷四为"证治"，其中，卷一论述了身体部位的疾患证治，卷二论述了常见内科病证证治，卷三论述了妇科、儿科、外科和伤科疾患的证治，卷四论述了各种应急救治的方法和药物。

版本概况：《医学见能》刊行于清光绪十六年庚寅（1890），而据文献记载，此书刊行不久，原版即遭到焚毁，流传逐致绝迹。直至 1929 年，秦伯未先生将家藏本详加校订，增编辨证总决及方药歌括，并附眉批 79 条发行于世，名曰《秦批医学见能》。现通行本，为 1982 年上海科学技术出版社出版，秦伯未批校、李融之点校《医学见能》。

六、《医易通说》

《医易通说》，分上、下两卷。此书是唐容川援"易"解医的代表性著作。此书之作，缘于唐容川 44 ～ 45 岁时，拜谒了同邑凤楼书院大儒吕调阳，讨论天地阴阳、人物气化之理，钟鼎词义、秦汉文字之奥。受吕调阳启发，唐容川致力于医易研究，认为"易"为医学之发源，医为易学之承绪，而作《医易通说》两卷。

版本概况：据顾植山考证，"此书唐容川生前未及付梓，清宣统二年（1910），始有成都文伦书局刊入唐容川《中西汇通医书六种》。书中标有

'男守潜校'字样，并附守潜按语5则，计331字及附图1帧，当为之子唐祖鉴（字镜民，又名守潜）所校订付梓者。1915年又有上海千顷堂石印本，书名上卷题为《医易通论》，下卷题为《医易详解》"云云。书中以相当的篇幅谈及《易经》理论，论述医学多涉及气化玄妙之理，故文中难免有古奥难懂之处，以致此书的流传面较窄，翻刻版本也相对较少，现通行本为1987年中医古籍出版社出版顾植山校注《医易通说》。

七、《痢症三字诀》

《痢症三字诀》，成书于清光绪二十年（1894），是一本3000余字的小册子。此书是唐容川对痢证治疗的经验总结。全书分为两大部分，主体部分是唐容川对痢证的发病时间和原因、涉及脏腑、临床典型症状、病程发展规律、分证论治、用药规律及预后康复的提要式阐述；附录部分，记载了其推荐的17首方剂。

版本概况：此书与张子培所著《春温三字诀》，合刊为《春温痢症三字诀》一书，而此书多附于其他医书或丛书之后。现通行本为1999年中国中医药出版社出版，王咪咪、李林主编《唐容川医学全书》之《痢症三字诀》。

八、《伤寒论浅注补正》

《伤寒论浅注补正》，共计7卷，成书于清光绪二十年（1894）。唐容川尊经崇古的立场是很明确的，故对经典理论的探究情有独钟。就《伤寒论》《金匮要略》而言，唐容川认为陈修园对此二书的注释，最能反映张仲景医学思想的原貌。即使如此，亦认为还有可补正说明之处，故在《伤寒论浅注》的基础上做"补正"。《伤寒论浅注补正》特点有二：其一，明确三焦实质，并且常用三焦之结构与功能变化来解释伤寒诸证的病机和症状；其二，重视人体水液代谢的气化机制探讨；其三，研习陈修园六经气化思想，结合西医知识注释《伤寒论》。

版本概况：现存版本 10 余种，主要有清光绪十八年上海图书集成印书局铅印本、清光绪二十二年善成堂刻本。晚近通行本，有 1934 年上海千顷堂书局铅印本等，并见于《中西汇通医书五种》《中西医学全书十二种》。

九、《金匮要略浅注补正》

《金匮要略浅注补正》，共计 9 卷，成书于清光绪十三年（1893），是对陈修园《金匮要略浅注》的补充和订正。此书以《内经》和张仲景理论为基础，结合西学进行解释贯通，以阐明其精义。唐容川推崇陈修园《金匮要略浅注》，但认为其脏腑气化之学仍守旧说，于文法意旨亦有未谐之处，故予以补缺正误，若其意可通者，存而不论；注释未明者，作补充论述，以"补曰"两字示之；不当之处加以改正，标以"正曰"两字，使读者一目了然。唐容川试图以中西汇通的观点诠释补正，不免有附会之处。

版本概况：现存版本近 20 种，如清光绪十九年石印本、光绪二十二年上海袖海山房书局石印本、上海广益书局铅印《中西汇通医书五种》本等。

十、《医柄》

此书仅见于学术研究会所撰《传》一文，但此次整理笔者未见。据现代学者摘录是书"序""跋"，则可知"全书（指《医柄》）仅万余言，但摘要勾玄，提纲挈领，包罗丰富医学内容。全书共载文 54 篇，首《运气总论》《经气标本论》及《阳阳离合论》等9篇，凡括医经有关基本知识；次《望色》《闻声》等4篇，略叙四诊大要；又次按内外耳目咽喉各科疾病，逐一述其理法；最后殿以《善后》1篇"。

《医柄·序》曰："予自昨岁步猎医学，罗致医书，汗牛充栋。每检阅时，如大海茫茫，渺无涯际，究无片语只音，可作半字罗经。后读《伤寒》《金匮》及时贤等书，每遇一证，于总要切当处，细心体识，采其精确切当之论，以列于篇，或间录千虑一得，皆削肤存液，披沙拣金，于错综变幻之中，指字数言，以为把握，若网在纲，如衣在领，命之曰'柄'。凡物有柄，则运用有方；又如斗柄对指，而厘度不紊。诗云：'伐柯伐柯，其则不远'，其在柄乎，其在柄乎！时同治己巳年季冬月九陇书生容川题。"

《医柄·跋》曰："此书成于己巳年冬月。日捕猎岐黄，用心虽专，而见识终狭，今复读之，犹恨言不尽意，尚有蹄筌之迹也。然诸书详明而此书切当，执此以读诸书，则胸有成竹，目无全牛，任诸书之纷繁，无不迎刃而解矣。庚午初冬容川识于余学书房。"

唐容川

学术思想

一、学术渊源

（一）学本《内经》

唐容川学术思想渊源之一是《黄帝内经》，其著作中充分体现了其遵经崇古的重要特点。唐容川在《中西汇通医经精义·序》中，揭示了医学的历史意义。其云："自轩岐以逮，仲景医法详明，与政治声教相辅佐。"如果不能"及时厘正医道"，则"贻害生民不知凡几"。因此，唐容川于《灵枢》《素问》致力颇深。

从《中西汇通医经精义》《血证论》等著作中可以看出，在其著作中常常摘用《内经》要语，结合实践加以推演发挥，从其理论表述的内容来看，处处体现了《内经》的基本精神。

如，关于天人相应的辨析。唐容川认为《素问·生气通天论》《素问·金匮真言论》为"医理之大源"。指出人为天地之气所合化，受五运六气变化影响；人之五脏，本于五行，然后发之为百骸，推之为万物，莫不本于五行。这种以类相属的思想，通过意象直觉分析与判断，能够"尽天地之物，知所属乃明形气所归"（《中西汇通医经精义·上卷·五脏所属》）。五行之气偏则为病，草木各得五行之气，借以调五脏之偏，药之功用以著。

又如，唐容川阐述六经气化学说。其本于《内经》标本中气理论，即"少阳之上，火气治之，中见厥阴；阳明之上，燥气治之，中见太阴；太阳之上，寒气治之，中见少阴；厥阴之上，风气治之，中见少阳；少阴之上，热气治之，中见太阳；太阴之上，湿气治之，中见阳明。所谓本也，本之下中之见也，见之下气之标也。本标不同，气应异象"（《素问·六微旨大论》）。

又如，唐容川认为，三焦为通行水、气之通道，源于《素问·灵兰秘典论》"三焦者，决渎之官，水道出焉"；膀胱气化功能与水火、气血具有密切相关性，源于"膀胱者，州都之官，津液藏焉，气化则能出矣"。

再如，唐容川划分血证为血上干、血下泄、血中瘀、血外渗四型，源于《素问·六微旨大论》"升降出入，无器不有"之说；指出吐血、咳血等病证的发病机理源于"病机十九条"中"诸逆冲上，皆属于火"。诸逆，谓吐、咳、呕等。凡是冲脉气逆，头目咽喉胸中受病，均系肝与下焦之火，挟冲脉上行有关。

唐容川还发展了《内经》的一些认识。如《血证论》"男女异同论"指出，女子为月信，男子有髭须，即见于《灵枢·五音五味》，经文说："今妇人之生有余于气，不足于血以其数脱血也，冲任之脉，不荣口唇，故须不生焉。"依据此，他明确否定"男子血贵，女子血贱"的观点，提出男女唯一不同是女子有月经，男子无月经。其机理是"所主不同，升降各异"，而"义出《内经》，非创论也"。这是唐容川研读《内经》，并结合自己的经验，体悟的言外之意。

又如"三焦"，唐容川也参考《内经》原文加以解释。其指出历史上多数医家"不知《内经》明言，焦理纵者，焦理横者"；而"焦理纵"与"焦理横"，即为三焦有名有形的依据。除了《内经》以外，唐容川还援引王清任的《医林改错》和西医解剖的观点作为论证依据，认为三焦是"人身上下内外相联之油膜"，而此油膜有纵向者、有横向者，纵横为纹理，故有名有形。

另外，唐容川还广为发挥《内经》义理，并在临床实际运用。他说："又有用咸以止血者……此《内经》咸走血之义。"又说："血者喜阴而恶寒，寒则涩而不流，温则消而去之。"（《血证论·卷二·吐血》）其依据，正是《素问·调经论》所言"血气者，喜温而恶寒，寒则泣不能流，温则消而去之"。

（二）宗法张仲景

唐容川临证组方用药，多推崇张仲景，认为《伤寒论》序中所言"天布五行，以运万类，人禀五常，以有五脏，经络府俞，阴阳会通"为全书之大义，并且将其融会贯通于理论研习与临证实践之中，指出"病之用药，亦因药在万类中，同禀五行之运，故借以治人之病"（《伤寒论浅注补正·仲景原序》"补曰"）。

如，其治疗吐血多降冲逆。《血证论·卷二·吐血》认为："仲景治血以治冲为要，冲脉丽于阳明，治阳明即治冲也。阳明之气，下行为顺，今乃逆吐，失其下行之令，急调其胃，使气顺吐止，则血不致奔脱矣。此时血之原委，不暇究治，惟以止血为第一要法。"又如，血证病人忌用发汗方法进行治疗，唐容川直接引用了《伤寒论》"亡血家不可发汗"的告诫。如《血证论·卷二·鼻衄》："衄家不可发汗，汗则额陷，仲景已有明禁。以此例推，可知一切血证均不宜发汗，医者慎之。"再如，血证用攻下法，也遵循《伤寒论》急下存阴法为依据。如《血证论·卷一·用药宜忌论》曰："血证火气太盛者，最恐亡阴，下之正是救阴，攻之不啻补之矣。"

此外，唐容川论述痢证便脓者，亦师张仲景之法。如《血证论·卷四·便脓》曰："吾今借仲景之法证之，乃得有胆有识之术。仲景云：阳明病，脉数下不止，必协热而便脓血。少阴病，下利便脓血者，可刺。厥阴病，脉数而渴者，必圊脓血，以有热故也。此虽无方，然曰可刺，曰有热故也，已示人泻湿清热之法。防风通圣散去麻黄、芒硝，加赤豆、防己，为表里泻实之大剂，地榆散为清热之通剂。仲景又曰：少阴病，下利便脓血者，桃花汤主之。此汤温涩，似与可刺、有热之说大相径庭。不知病久则热随脓血而泻，实变为虚，观痢脓溃后属虚损，则知便脓血久而属虚症。譬之天时，其初则酷暑流金，转瞬而凉飚振落，衣夏葛者，不得不换冬裘矣。况肠胃血液既化为脓，恐其滑脱，故主桃花汤温涩填补之。一服愈，余勿服者，仲景意谓此乃急时涩脱之法。"

在方剂运用方面，《血证论》一书引用小柴胡汤60余次。其他，如炙甘草汤、泻心汤、肾气丸、黄土汤、白头翁汤、麦门冬汤等，均为唐容川治疗血证的常用处方。此外，还有根据张仲景方剂之立意灵活化裁处方。如治便血脏毒者，张仲景以赤豆当归散主之。唐容川根据张仲景立方之意，采用解毒汤，认为"取防风、枳壳等疏理其气，即赤豆芽义也；取大黄、赤芍等滑利其血，即仲景用当归之义也"。诸如此类师法张仲景，注重方义，灵活辨治的事例，不胜枚举。

（三）汲取各家之说

唐容川在形成血证诊疗思想、撰写《血证论》时，也广纳各家之说。如经过学习同邑杨西山《失血大法》后，唐容川认为此书"未能精详，以之治病，卒鲜成效"。因而决定"寝馈于《内经》、仲景之书，触类旁通"，对治疗血证之方法进行了系统阐述。

唐容川对其他医家的理论，如张仲景、朱丹溪、李东垣、陈修园、王清任、杨西山等，常常能够有甄别地进行撷取，师其长处，不断提升自己的理论认识，丰富诊治手段。如对唾血的辨治，唐容川赞同高士宗和朱丹溪，并提出自己的心得。如《血证论·卷二·唾血》曰："高士宗曰：偶然唾血，一哈便出者，不药可愈，谓其血近胃，如先血后便为近血一般，故不药可愈。吾谓亦宜少用清味之药，可服甲己化土汤加银花、竹茹、莱菔汁。丹溪又谓唾血皆属于肾，是混唾、咯为一证，而以肾血之来，其路最深，其证最重，用保命生地散治之。吾谓先唾痰水，唾久然后唾血者，此血来路远，其证深，可用丹溪法治之。然亦有丹溪法所不能治者。"

唐容川在一个问题上，经常比较各家之说的优劣，再结合自身体会，提出较为中肯的结论。如痢证，《血证论·卷四·便脓》曰："查对各书言痢证者，说法不一。张介宾主温，朱丹溪主凉，喻嘉言主发汗、利水，陈修园主寒热合治，皆有至理。"唐容川指出以上四家治痢方法的理论实源于张仲景，其云："朱丹溪谓湿热蒸灼，气血为黏腻，用黄连解毒汤，是即仲景白头翁汤意也。"在横向比较各家之说后，唐容川结合自己的体会提出看法，说："知理肝之法，而治血痢无难。肝藏血，即一切血证一总不外理肝也。各书痢证门，无此论说，予从各书旁通会悟而出，实先从吾阴阳、水火、血气论得其原委。"

又如，唐容川就陈修园和王士雄关于玉女煎的认识进行对比与评价，认为前人在此方的应用上存在误解，并勇于提出自己的看法。《血证论·卷八·玉女煎》指出："陈修园力辟此方之谬，然修园之所以短于血证者即此。可见，夫血之总司在于胞室，而胞宫冲脉上属阳明。平人则阳明中宫化汁变血，随冲脉下输胞室。吐血之人，胞宫火动气逆，上合阳明，血随而溢。咳嗽不休，多是冲阳上合阳明，而成此亢逆之证。方用石膏、冬、母以清阳明之热，用牛膝以折上逆之气，熟地以滋胞宫之阴，使阳明之燥平，冲脉之气息，亢逆之证乃愈矣。景岳制此方，曾未见及于此，修园又加贬斥，而王士雄以为可治阴虚胃火齿痛之证，皆不知此方之关冲脉，有如是之切妙也。麦门冬汤治冲逆，是降痰之剂；此方治冲逆，是降火之剂。"

再如，唐容川认为，调理脾胃必须分阴阳，故发明脾阴学说。《血证论·卷一·男女异同论》指出，脾胃学说之后继者，是"但知宜补脾阳，而不知滋养脾阴。脾阳不足，水谷固不化；脾阴不足，水谷仍不化也。譬如釜中煮饭，釜底无火固不熟，釜中无水亦不熟也。予亲见脾不思食者，用温药而反减，用凉药而反快。予亲见催乳者，用芪、术、鹿茸而乳多。又亲见催乳者，用芪、术、鹿茸而乳转少，则以有宜不宜耳。是故宜补脾阳者，虽干姜、附子转能生津；宜补脾阴者，虽知母、石膏反能开胃。补脾阳法，前人已备言之，独于补脾阴古少发明者。予特标出。俾知一阴一阳，未可偏废"。

可见，唐容川对其他医家观点的继承，是抱有扬弃的态度。如其认为王清任的理论多粗糙而有错误，只善于治疗瘀血，《医林改错》唯有"血化下行不作劳"这一句话很有见识；但同时认为，王清任的通窍活血汤、血府逐瘀汤和膈下逐瘀汤，在临床上很有价值。再如，唐容川认为杨西山《失血大法》理论粗糙，难以切合临床，但对其所创"甲己化土汤"却推崇备至。

总之，唐容川学习各家而不泥古法，或继承，或改良，或批评，或创新，既体现了其具备良好的理论辨识能力，也反映了其临床经验的独到。

二、学术特色

（一）医易互证，明理析义

唐容川学术思想的形成，在很大程度上受到了易理的影响。他认为，人身脏腑本于天地阴阳，而阐明天地阴阳道理最为周备的学问莫过于易理。由于自元明以后制艺设科的教育制度，导致了学术的功利性，其关注点往往集中在《诗》《礼》和《春秋》，以至于学人的知识浅薄而不能致用。在《易经》研究方面，更是空谈名理，难以体现其实用价值。因此，唐容川在《易经》研究方面下了很大的功夫，特别是对符合医理的方面，进行了探究和引申。唐容川认为，易理研究有助于对中医理论的探源，同时后者也能够为前者研究提供借鉴。

1.《河》《洛》考辨

上古时候的《易经》，并没有文字记载。至文王、周公和孔子时期，才形成了《彖传》《象传》《爻辞》和《系辞》。由此，唐容川推断，在孔子时肯定存在"先天八卦图"、《河图》与《洛书》的"九数图"与"十数图"，以及"后天八卦图""六十四卦图"。故而，孔子所作《系辞》第一章，论述了天地定位、八卦相荡的原理，就是在阐释先天八卦。第四章论述的易理就是天地运动的规律，就是阐释"九数图"而法于天地昼夜的客观变化。唐容川指出，"九数图"南宋以后都称之为《洛书》，只有宋代易学家刘牧认为当称之为《河图》。他通过比较，分析了《系辞》中先出现《河图》，后出现《洛书》的记载；又认为九数组合与四象八卦方位分布暗合，同时具有纵横之数皆十五的规律，与天地自然之数相合，因此当称"九数图"为《河图》。第九章"天一地二天三地四"等记载，推演到十数，法象于五行四时的变化。"十数图"南宋以后均称之为《河图》，刘牧认为当称为《洛书》。唐容川考察了《系辞下》第五章"日往则月来，月往则日来，日月相推而明生焉；寒往则暑来，暑往则寒来，寒暑相推而岁成焉"的记载；认为先说昼夜，后说四时，则"九数图"是模拟昼夜规律，故称为《河图》；"十数图"是比照四时规律，故当谓《洛书》。在此基础上，唐容川又从"图""书"二字的字义考证，认为"图"为圆形，"书"为积画，并对两图的数字分布进行了意象分析。故从刘牧之说。

笔者分析，《河图》《洛书》之名，始见于先秦古籍，称作"东序之秘宝，圣王之福瑞"。两汉儒家经师，或解释《河图》为《周易》"八卦"，《洛书》为《洪范》"九畴"；或伪作谶纬之书，而以河、洛命名。相传五代末、北宋初，华山道士陈抟撰有《易龙图》一书，其学传自麻衣道者（一说出吕洞宾）。北宋许多传习易图之人，都自称其学出自陈抟。据南宋高僧邱志磐的《佛祖统纪·卷四十四》记载："处士陈抟受《易》于麻衣道者，得所述《正易心法》四十二章。理极天人，历诋先儒之失。抟始为之注，及受河图、洛书之诀，发易道之秘……始抟以传种放，放传李溉，溉传许坚，坚传范谔昌，谔昌传刘牧，牧始为《钩隐图》以述之。"有学者经考证认为，黑白点河图、洛书，很可能是刘牧根据《周易·系辞传》和汉代纬书《周易乾凿度》有关易数的论述，自己伪造出来的；为了取信于人，才假托出自麻衣道者和希夷陈抟。

对于《河图》《洛书》的名称，也有不少学者，如朱熹、蔡元定、邵雍等，与刘牧认识相反，即认为九数图为《洛书》，十数图为《河图》。这一争议似乎没有定论。如南宋经学大师朱熹说："是则《洛书》固可以为《易》，而《河图》亦可以为《范》矣。且又安知图之不为书，书之不为图也耶？"之所以后世大都认为九数图为《洛书》，而十数图为《河图》，主要是因为朱熹的学术权威，及其所撰著的后世儒生"考试用书"——《周易本义》，其卷首黑白点图，作为《河图》《洛书》的定本。

2. 以易解医

《周易》之作，由太极推演出八卦，由八卦相错形成六十四卦，将天地万物的运动变化规律涵括其中，正似《论语·里仁》所说"吾道一以贯之"。太极为天地未生之先的一团元气。由太极生出阴阳两仪，阴阳之中复生阴阳，进而产生四象，由四象生出八卦，即邵雍所称的"先天八卦"。唐容川认为，正是由于先天八卦产生的八样气化作用，才化生出天地；天地往来的过程中，先天八卦的气化又变成了后天八卦之运，进而产生出万物；万物错杂，八卦相荡，衍生出六十四卦和三百八十四爻，天地间的各种运动变化均不超出此范围。因此，唐容川认为，易理也能够对人体健康与疾病变化进行阐释。

（1）阐释初胚太极之义

太极，为古人根据有形之物推至无形之象，预测天地初生之始，当为一团浑然元气，无以命名，尊称为太极。比拟于人孕初胎，一月为胚，只是浑然一团，具有生长的根本动力，为人生之太极。因此，唐容川说："太极者，肇造天地人物之真宰也……圣人言太极，则真是造化生……皆有变化生成之根据。"（《医易通说·卷上·太极》）

（2）阐释人身阴阳之理

太极动而生阳，静而生阴，于是化生阴阳两仪。天地万物，都是在阴阳的气化作用下化生的。《素问·阴阳应象大论》说："阴阳者，天地之道也，万物之纲纪，变化之父母，生杀之本始……积阳为天，积阴为地。阴静阳躁，阳生阴长。阳化气，阴成形……阴阳者，血气之男女也；左右者，阴阳之道路也；水火者，阴阳之征兆也。阴在内，阳之守也；阳在外，阴之使也。"唐容川进而发挥到人之一身，由一阴一阳变生出三阴三阳；以三阴标示手足六经，符合坤卦之六爻；以三阳亦标示手足六经，符合乾卦之六爻，所以说："人身一小天地，而天地只一阴阳。"（《医易通说·卷上·两仪》）《素问·生气通天论》亦说："自古通天者，生之本，本于阴阳……阴者，藏精而起亟也；阳者，卫外而为固也。"这里的"起亟"，意指阳根于阴，阴根于阳，起于太极。

（3）阐释人之初胎八卦之序

太极生两仪，两仪生四象，四象生八卦，是为先天八卦。八卦之乾、兑、离、震为阳所生，巽、坎、艮、坤为阴所生。其中，乾与兑生于四象之太阳，离与震生于少阴，巽与坎生于少阳，艮与坤生于太阴。各卦之数，按照乾一、兑二、离三、震四、巽五、坎六、艮七和坤八的顺序排列，也就是邵雍所说的先天八卦之数。唐容川认为，从自然现象来看，太极初生只是一点光气，次有润泽之气对应兑二；光泽二气合化为热，对应离火；火气发则产生震动，对应震四；震动和热化合产生了往来之风气，对应巽五；雷动风散，雨水便产生了，对应坎六；有水即有山，产生艮七；山水兼具，大地得以成形，对应坤八。

唐容川以此先天八卦之数合于人身，则人之初胎在孕母腹中，第一个月只是一点元阳之气，对应乾一；第二个月气化为液，对应兑二，主泽液；第三个月气液合化形成热，对应离三；第四个月胚胎振振而动，对应震四；

第五个月，胚胎能够随同母气而呼吸，对应巽五；第六个月胎水充盛，对应坎六；第七个月胎儿肠胃已具，对应艮七，主中土；第八个月胎儿的肌肉形成，对应坤八，此时胎儿形体已经俱全。故而，胎孕期超过八个月的，生子易养；不满八个月而降生的胎儿较为难养。医学术语"先天不足"中的"先天"，就是指胎元而言的。

再如，人体在胚胎发育过程中，头身、脏腑的生成，也与八卦次序具有对应关系。唐容川认为，头最先生成，对应乾一；肺对应兑二，心对应离三，肝与胆对应震四和巽五，肾对应坎六，肠胃对应艮七，肌肉对应坤八。

（4）阐释药性生成之理

先天主气，后天主运。气主生物，运主成物。天地万物，秉气而生者，大都秉承先天卦气。如：鹿秉先天坤震之气。从先天八卦方位来看，震居东北，从地理上来讲，属于东北方向，与正北坤卦相合，便成为复卦。鹿在其所生存的环境中，正好秉受此气。冬至一阳生，此时鹿解角而发生新茸。鹿茸入药，能够补阴中之阳气。因此，鹿茸以东北为佳。

再如，麋是秉先天乾巽之气。先天巽卦居西南方位。从地理上来看，在云南省及其周边，与正南乾卦相合，形成了姤卦。夏至一阴生，从时序上也属于姤卦临时。此时，麋角解而生茸，入药可补阳中之阴血。

柑、橙、橘、柚皮，皆蕴含铜绿之色，是秉先天兑金之气。先天兑卦方位东南，从颜色配属来看，正值辰巳月初夏，草木茂盛的四绿之位，所以其色均为青色；其内含有汁液，对应兑泽；成熟以后，果实变成橘红色，是转化为后天兑七之赤色。柑、橘的种植范围，不超过淮河，这是因为淮河以北，从方位上来讲属于正东方，对应先天离卦，兑泽遇离火，就变成了革卦。因此，柑、橘到了淮河以南的地域，就变成了枳，其甜味和汁液就会减少很多。

其他如荷藕是秉先天离气，梨和萝卜是秉先天坎气等，都能够通过先天八卦的属性推知药性的特点。

（5）以"九数图"阐释生命活动之道

九数图，即所指《河图》。其基本格局为，中五立极，临制四方；戴九履一，左三右七，二四为肩，六八为足。阳数象征天气运行，阴数象征大地运行。阳数代表天气左旋，从正北方起，一在正北，三在正东，九在正南，七在正西，再复归于一；阴数代表大地右旋，从西南方起，二在西南，四在东南，八在东北，六在西北。这一格局效法《春秋纬·元命苞》"天左旋，地右动"的古代天文模型。

将"九数图"的运数规律验之于人，则耳目象天，手足象地。《素问·阴阳应象大论》曰："右耳目不如左明也……左手足不如右强也……东方阳也，阳者其精并于上，并于上则上明而下虚，故使耳目聪明而手足不便也。西方阴也，阴者其精并于下，并于下则下盛而上虚，故其耳目不聪明而手足便也。"

再如，唐容川认为，《素问·六节藏象论》还将九数配属脏腑。如"分为九野，九野为九脏，故形脏四，神脏五"。这里的"形脏"是指胃、大肠、小肠、膀胱具有藏贮功能的四腑，神脏是指心、肝、脾、肺、肾具有藏神功能的五脏。

（6）以"十数图"阐释五行五脏之象

十数图，即所指的《洛书》。其基本格局为，一六共宗，二七同道，三八为朋，四九为友，五十相守。《洛书》为五行之根源。其数一、三、五、七、九为阳，配属于天；二、四、六、八、十为阴，配属于地。天左行，地右行；天行五步，地也行五步，二五媾精，便生成了水、火、土、金、木，所以称之为"五行"。

唐容川还从气候与物候变化的角度，阐释了五行的生化规律。认为

"从冬至起,天左行在北,其时霜雪渐盛,为天一生水之验;天在北则地在南,日暑渐长,为地二生火之验;立春之后,天行在东,草木皆生,为天三生木之验;地行在西,为地四生金之候,但金在土暗生,人无从验,菊是秋花而生于春,亦即地四生金之一端;春分以后,天行辰位,临黄道,交其时,天在五,地亦在此,承天之合,故但言天五为生土之时,农乃播谷,是其验也;夏至以后,天行正南,合于地二之位,其时赤日流金,为天七成火之验;夏至后,地行正北,合于天一之数,其时洪水盛涨,为地六成水之验;立秋后,地行东方,与天三之位合,其时草木成实,为地八成木之验;天行西方,与地四之位合,其时草木黄落,鞠有黄华,为天九成金之验;重九后,地行戌位,天体渐低,地体渐高,故但言地十为成土之时,其时农功告成,即地十成土之验。五、十二位寄于辰戌,故成戌为天门、地户。凡此十数,以纪五行、成四时,故《易》曰:'变通莫大乎四时'。"(《医易通说·卷上·先天八卦》)天地间气候的形成与变化,都遵循"十数图"的演变秩序;特别是霜雪渐盛、菊生于春、赤日流金、洪水盛涨、草木黄落等物候的变化,为五行反映的现象。这一认识,完全是从时间序列的角度,提出了五行是整体性的五阶段变化时象,而非五种物质。以五行无体,故能够涵括天地之气化。

《素问·阴阳应象大论》提出有关五行气化生成论述,就是以"十数图"为背景的。如经文说:"东方生风,风生木,木生酸,酸生肝,肝生筋……在色为苍,在音为角,在声为呼,在变动为握,在窍为目,在味为酸,在志为怒。"五脏本于五行,而五伦、五脏之性出之于五脏。如,仁为木之性,出于肝;义为金之性,出于肺;礼为火之性,出于心;智为水之性,出于肾;信为土之性,出于脾。人类分居五方,五伦五脏之性各有偏颇;人秉五行之气有厚薄,其性自然存在差异。不仅人类,唐容川认为,动物也具有五常之性。如大雁为候鸟,追随太阳进行南迁和回归。日为离火，大雁的迁徙活动表现出其具有火的特性和礼的行为。大象主要生活在越南、印度等地，属于坤卦方位。象鼻属脾，鼻长土旺，因此表现出土的特性和信的行为等。

人秉五行之气而生，五行之气的变化，能够对人体五脏功能状态产生重要影响。如《素问·脏气法时论》曰："肝主春，足厥阴少阳主治，其日甲乙……心主夏，手少阴太阳主治，其日丙丁……脾主长夏，足太阴阳明主治，其日戊己……肺主秋，手太阴阳明主治，其日庚辛……肾主冬，足少阴太阳主治，其日壬癸……肝病者，愈在丙丁，丙丁不愈，加于庚辛……心病者，愈在戊己，戊己不愈，加于壬癸……脾病者，愈在庚辛，庚辛不愈，加于甲乙……肺病者，愈在壬癸，壬癸不愈，加于丙丁……肾病者，愈在甲乙，甲乙不愈，甚于戊己，戊己不死，持于庚辛，起于壬癸……肾病者，愈在甲乙，甲乙不愈，甚于戊己，戊己不死，持于庚辛，起于壬癸。"

（7）阐释天干地支及五运六气

① 释天干

十干的数目与"十数图"恰恰相合。戊己配属中央五和十，甲乙配属东方三和八，丙丁配属南方二和七，庚辛配属西方四和九，壬癸配属北方一和六。古人在此基础上，就天之五道，分布十干，用其代表天之五行；根据历法的推演结果，将甲乙之德定为木，丙丁之德在火，戊己之德在土，庚辛之德在金，壬癸之德在水。进而，以十干归属五行，以五行来统摄万物。十干之中，也是存在阴阳划分的。甲、丙、戊、庚、壬，本天数为阳干；乙、丁、己、辛、癸，本地数为阴干。在《黄帝内经》中，以阳干配腑，以阴干配脏。

天干十数的推演，还有一种称为"五合"的规律，即上文提到的"一六共宗，二七同道，三八为朋，四九为友，五十相守"。"一六共宗"，一为甲，六为己，甲己相合；"二七同道"，二为乙，七为庚，乙庚相合；
"三八为朋"，三为丙，八为辛，丙辛相合；"四九为友"，四为丁，九为壬，
丁壬相合；"五十相守"，五为戊，十为癸，戊癸相合。如果从天地生化的角
度来看，五合就转换成为五运，《黄帝内经》记载的"五气经天"和"十干
化运"等原理，就反映了这一思想。如《素问·五运行大论》曰："丹天之
气，经于牛女戊分；黅天之气，经于心尾己分；苍天之气，经于危室柳鬼；
素天之气，经于亢氐昴毕；玄天之气，经于张翼娄胃；所谓戊己分者，奎
壁角轸，则天地之门户也。"

②释地支

地支十二，源于周年斗柄指向 365 度，划分为十二方，用以记录日月
会合之舍次，故以命名。十二地支分配四方，以对应十数图。亥子丑配北
方一六水位，主冬令；寅卯辰配东方三八木位，主春令；申酉戌配西方
四九金位，主秋令。四时气化流行，则形成了十二个月份。其中，只有土
无定位，独旺于四隅各十八日。这种四时十二月的模式，直接影响了中医
理论的形成。如《素问·四气调神大论》从四时论述摄生。其云："春三月，
此谓发陈，天地俱生，万物以荣，夜卧早起……以使志生……养生之道
也，逆之则伤肝……夏三月，此谓蕃秀，天地气交，万物华实……使志无
怒……使气得泄……养长之道也，逆之则伤心……秋三月，此谓容平，天
气以急，地气以明，早卧早起……使志安宁……收敛神气……养收之道也，
逆之则伤肺……冬三月，此谓闭藏……早卧晚起……去寒就温，无泄皮肤，
使气亟夺……养藏之道也，逆之则伤肾。"

十二地支，还有一种演算方法叫作"对待"，即两支对冲，合为一气。
如子午合化为少阴热气，卯酉合化阳明燥气，寅申合化少阳火气，巳亥合
化厥阴风气，辰戌合化太阳寒气，丑未合化太阴湿气。十二辰分为十二，
对冲相合则为六，六合之间化生之气为间气。间，是间隔、夹杂的意思。

十二地支之间本为相隔，但是由于对冲，就形成了相见杂合的规律，进而化为间气。

③ 释运气

释五运。唐容川对于"五气经天"的解释是比较深刻的。其先引王冰的注解，即《遁甲》中的说法，认为天门在戌亥之间奎壁之分，地户在辰巳之间角轸之分，所以五运皆起于角轸二宿的位置。甲己之岁戊己，黅天之气经于角轸，角属于辰位，轸属于巳位，其岁月建为戊辰和己巳，天干皆属土，故为土运。乙庚之岁庚辛，素天之气经于角轸，其岁月建得庚辰、辛巳，天干皆属金，因此为金运。丙辛之岁壬癸，玄天之气经于角轸，其岁月建得壬辰、癸巳，天干皆属水，故得水运。丁壬之岁甲乙，苍天之气经于角轸，其岁月建得甲辰、乙巳，天干皆属木，故得木运。戊癸之岁丙丁，丹天之气经于角轸，其岁月建得丙辰、丁巳，天干皆属火，故为火运。天干在天门、地户的分布具有相对性，因此决定了五运的上承关系。如戊己在角轸地户的时候，相对的甲乙就对应奎壁天门的位置。

释六气。十二地支之间相互对待，便形成了六气。因此，人秉六气以生十二经脉，对应于天上的十二辰。唐容川认为，张仲景《伤寒论》对人体六气生化的原理，阐释得最为深透。

子午对冲，合化为少阴热气。午火为本气，少阴存子水之阴而为标气。《医易通说·上卷·地支》说："本为气化之根，标为气化之末。"因此，人身十二经脉，皆以脏腑为本，经脉为标。

卯酉对冲，合化为阳明燥气。从方位上来看，卯位正东，为日出之门，因此称其为"阳明"；酉位于正西，为日入之处、秋金之位，金气刚劲肃杀，神名蓐收，润泽之气至此而敛；此时草木黄落，因此植物在秋天大都会枯槁凋落而从燥化。卯木从酉金之化，是从其所不胜。在人身对应胃与大肠。大肠属于酉金，而胃配属卯木。至于胃为何属木，唐容川认为，胃在后天八卦中配属艮土，为先天震卦变为后天艮卦；中医学所说的"木能疏土"，就是震木变为艮土之义。从临床上来看，苍术得土木之间气能够燥胃，就是以胃配属卯的意思。李东垣在补中益气汤中使用柴胡，也是为了升举胃中之清气。

寅申对冲，合化为少阳火气。寅位于东北，为初春之气，象征阳气从水底上升，发生于草木以生花萼。因此，花类大都具备木生火之象。火与热之象不同，热为水火相交之气，火是阳从阴出，附丽于木则光明发生。申位于西南，偏向金水之位。从太阳在天空中的运动来看，申为阳气入阴的方向，寅为阳由阴出的方向。寅申对冲，发生合化，阳气从申而入，自寅而出，借东方木气发泄，进而化为火气。唐容川推论，凡开花的植物，其内皮皆有白膜，由此通达阳气，上至树巅，才能开花。树巅属寅，白膜属申，是为寅申合化为相火的象征。联系到人体，少阳经配属三焦与胆，而根源于肾中之命门。"三焦者，周身膜隔也，膜色白，属申金，上合于胆，胆色青，属寅木。三焦根于命门，引命门之阳气上附于胆木，则化为火，故《内经》云：'少阳之上，火气治之。'"（《医易通说·卷上·地支》）

巳亥对冲，合化为厥阴风气。亥处西北，为阴水之处；巳于东南，正风火之地。亥水之阴，从巳火之阳，便合化为风，即巽卦之象，以下一阴从上二阳。亥的本义是荄，为草木之根荄，属于北方水位以养根荄。根荄得到充分的滋养，便能够发芽生长。合化于巳，取象根荄上升，发生枝叶，如风气之四散。因此，巳亥对冲而合化为厥阴风木。对应人身，就是肝木生于肾水。唐容川认为，从形象上来看，心包络是由肝系上连而生，如树木的枝叶；包络包裹心脏，像绿叶承托花朵。肝夹肾水阴气，上连心包，以阴从阳，对应亥交于巳，化为风气。所谓"厥阴之上，风气制之"。因此，在临床上能够发现，中风病大都包含邪入心包病机。

辰戌对冲，合化为太阳寒气。辰位于"皎日当天"的位置，所以称为太阳；戌位于"日入虞渊"之所，因此产生寒气。辰从戌化而为寒气。对应人身，小肠以宣化心阳；小肠与膀胱又有膜相通水道，膀胱为太阳寒水之腑，以寒济热，阳才不至于亢盛而无所制，这就是小肠下合膀胱而化为寒气的机理。

丑未对冲，合化为太阴湿气。从后天八卦方位来看，未属坤位，丑属艮方；未近午而兼火气，丑近子而兼水气，水为火蒸就产生了湿气。湿土为万物之母，因此称作太阴。唐容川认为，人身心肺相交的地方，有黄油相联系，就是"未土"。"肺附此油而生，故肺亦配太阴经。此油属未土，下连脾脏，生出腹中之板油网油，是为丑土。丑未合化为湿，凡润湿之物，无逾膏油者矣，消化饮食全赖膏油，今人但称脾为湿土，不知湿是何物，吾为指出，即是膏油，然后知太阴所司之气化矣。"(《医易通说·卷上·地支》)

（8）阐释后天八卦之理

后天八卦，坎水在北，离火在南，震木在东，兑金在西，合于"九数图"之方位。

① 先天坎卦变为后天兑卦

先天坎卦位在西方，变为后天兑卦仍居西方，五行属金，化气为露泽。其象为日入则阳入于水，坎下之阴变而为阳，阳蒸于下，阴腾于上，化生为露泽。天光将明，阳气仍然在阴水之中，不断蒸腾露水；到了日出的时候，阳气脱离水中，露水也就消失了。既如云升雨降，又如阳蒸于下，泽自上生。

② 先天离卦变为后天震卦

先天卦离在东方，为日出的方位，日为离火之精；从地理上看，后天之水皆归东方，是水阴加于离阳之上，变为震卦。此气具有催动万物发生的作用，也称作生气；其象蠢然而动，又称为"帝出乎震"之气。东方由此而主春。对应人身胆木，是阴中之阳，配属震卦。临床上出现的郁冒、振战、冲逆诸病，都属于人体之震气发生了异常。以本草进行验证，荷藕中空，离卦之象；莲子外白肉，内青心，也像离中虚。其生长出的莲叶，形象盂，正似震卦。

③ 先天坤卦变为后天坎卦

坤卦爻皆阴，其性凝滞而不流行，所谓"土返其斋，水归其壑"。从时间上讲，坤位于十月，纯阴用事，其象地下水泉干涸，寒阴凝固，需要阳气蒸腾解冻后，水泉才能流出。先天卦中坤卦位于正北方，称作"幽都"，其初爻名为履霜坚冰，象征阴寒凝滞。寒冰只有得到阳气的温化，才能解冻而流行四布。此为坤卦变为坎卦的意义。唐容川认为，人身脾土为坤象，对应膏油；肾水为坎象，对应水精。"脾之膏油渗水入肾，则化为溺；五谷之液入肾化精，即人身之坤化为坎也。"（《医易通说·卷下·后天八卦》）

④ 先天乾卦变为后天离卦

据《系辞》"乾为天""为寒""为冰"的记载，唐容川认为，乾为周天之空气，其特性为轻清，纯是寒冷，并非火热。地本阴而含阳热，以气推测，则天本阳而纯阴冷。天空中阳光散而不聚，必须借助下交地面万物才能生热。从先天八卦方位来看，地在南方，正当天顶，先天之乾位在南方，所以天顶为阳光所聚集，南方地面阴体承受光热，就形成了离火。对应人身，心属火，需依赖肾水上济而养，阳中得阴，合成离卦。

⑤ 先天兑卦变为后天巽卦

巽为风，生于日出的清晨。此时雾露降至地面，地中阳气向上升发。唐容川引用《庄子》"野马"之喻，训为以息相吹之义。认为草木生长皆需要风气的助养，草木的向上生长就是风作用的表现。草木的生长需要借助水的润泽，草木之根得到滋润，其苗茎便会向上伸长。这种现象可以印证兑转化为巽的原理。相应于人身，中医学将呼吸比喻为自然界的风，需要肺中的津液润泽降下，然后呼吸功能才能得到正常发挥。道家有调肝肺以调呼吸的功法，也是兑泽化为巽风的例子。

⑥ 先天巽卦变为后天坤卦

自然界风气吹动土湿之气形成雾霾，空气中尘埃飞舞，草木枝叶凋落化为尘土，木石铜铁腐蚀等，均是风气生土的现象。人身肝木配属巽卦，主管周身筋膜，脾土配属坤卦，主管周身的"膏油"，而"膜上生膏油，即是巽变为坤之形"（《医易通说·卷下·后天八卦》）。

⑦ 先天震卦变为后天艮卦

唐容川借助当时西方地理学的火山、地震等变化现象，以地震造山运动、火山岩浆变为岩石，解释由震变为艮的原理。对应于人身，震配胆，胃应艮。李东垣补中益气汤，用柴胡、升麻达木疏土，便是震变为艮的例证。

⑧ 先天艮卦变为后天乾卦

唐容川以山中云气升至天空变为天气，以及炼石成金的例子，解释了后天艮卦变为先天乾卦的原理。对应于人身，以人脑配属乾卦，以胃配属艮卦。中医认为，胃络上通于脑，且人之背部配属艮卦，足太阳从背循过至脑，皆是艮卦变为乾卦的表现。

（9）阐释八卦配属人身

《周易·系辞》提出"近取诸身"的原则，以八卦配人身，则乾对应首、坤对应腹、震对应足、巽对应股、坎对应耳、离对应目、艮对应手、兑对应口。唐容川基于这一认识，详细说明了其中的原理。

乾卦应天，属阳。人首在身体最高位，法天。通过鼻的呼吸接受自然之气，因此与天之气相通。植物的头部大都在下部，所谓"本地者亲下"；动物的头部大都在上部，所谓"本天者亲上"。在人体，三阳经皆聚会头部，因此头面部能够耐受寒冷。头发为足太阳经循行部，太阳象天，循行全身各部，头上发际的轮廓犹如天际。《伤寒论》论及太阳病，先例举脉浮的表现，主要是表明太阳经气包于身外；次言头痛，因为头部为太阳总司；治疗多用具有升散效果的药物，也都是体现了"乾为首"的原理。

坤对应腹，是由于三阴经汇聚在腹部。腹部并非指大肠、小肠，而是指腹中的网膜。唐容川认为，网膜内外皆有分布，包筋连皮为肌肉，因此属于脾土。脾的功能强，人体的油脂和肌肉就丰满。乾卦对应首部而统摄皮毛，坤卦对应腹部而主肌肉，二者相配，在医学实践上有重要意义。如桂枝汤具有解肌的作用，主要是依靠大枣、甘草，同时啜热稀粥，填补中焦，由肌肉而外达布散。

震卦，从卦象来看为一阳在下，象征人体阳气自下而生；人身之中，少阳配属三焦，为肾中之阳，发于命门。唐容川认为，命门有膜，"下为丹田气海，又下生筋直抵足跟"。下焦阳气充足，足部就会温暖。《伤寒论》中，少阴病，下利清谷，手足厥冷者，用四逆汤、白通汤，皆以附子为主药，以生足下之阳气。白通加猪胆汁人尿汤，特别体现了震卦二阴在上、一阳在下的原理。震卦中的阳爻，对应人身的魂气，黄元御就是依据这个意象，创天魂汤用于温养下焦。

巽卦一阴在下，阳应于上，配属足厥阴肝经，主属血脉。唐容川认为，脉中之膜，化生周身之膜。膜生筋，筋之大者下行于股部。因此，大凡股胫焦削肿痛，皆属于肝经统摄。"肝主血脉"，因而股内部位也属于血分，治疗时应从肝经血分入手。

坎卦应水，在人身属肾，肾开窍于耳。唐容川认为，耳内中央有一层薄膜，包裹人体阳气，称之为听宫。耳窍外通于空气，有声响震动空气，则耳内薄膜也会产生共振，因此能够听见声音。耳外空而内含阳气，象坎中满。如果耳内薄膜破损，阳气外散，坎中的阳爻消失，就会丧失听力。因此，肾气虚耳鸣，应当采用补肾的办法，以填复坎中之阳爻。值得注意的是，中爻的阳气，需要两阴爻以封藏。如果阴虚阳气被扰，也能够造成耳鸣，此时就应注意滋养肾阴。还有少阳经风火壅塞造成耳鸣者，是由于相火扰动阴分，坎卦外阴内阳的状态被破坏所致。治疗时需要清相火以还阴爻，耳鸣就会痊愈。

离卦配属心火，心藏神气，昼出于目则醒，夜归于心则寐，"神随天日以为昼夜，而目随醒睡以司光暗"。眼眸内含神水属阴，而阳气外发则能视物。眼科经常使用清火的治法，是因为要抑制离中阳气的过亢。当然，临床上也可以见到离中阳气不足，不能远视的人。正常人闭目则离火内敛不用。如果睡眠多梦，是目不用于外，而用于内，属于离火妄动，病属心神不安。

艮卦对应手。艮卦与震卦属于对观，即震卦一阳在下，对应于足；艮卦一阳在上，对应于手。震阳是地下有雷声，一阳来复之阳，因此属于下焦而主足；艮阳是春阳出于地，以发生万物，冒土而出之阳气，因此属于胃经。此阳气是从胆中生发之清阳之气，循至胃经而到达于手。临床上常见儿童胃中有食积，手心就会发热，便是例证。

兑上缺象口，兑对应于肺金，肺气也出于口中。兑为泽，主津液，如天之露泽，对应人口中则为津液。临床常用方剂甘露饮，治疗口舌干燥，就是用来补益兑卦上爻之阴气的；霍乱口干，常用理中汤加人参、天花粉，便为合于兑卦全体。

（二）详论阴阳气化

气化学说是中医理论之精髓。唐容川指出："唐宋以后医学多讹，西法近出，详形迹而略气化，得粗遗精皆失也。"（《中西汇通医经精义·例言》）此言中医学在唐宋之后，对气化学说传承不足，而西医又过分重视人体解剖，而不了解气化，以致医学发展"得粗遗精"。唐容川认为，气化学说决定了中医学的认知视角和价值观。《中西汇通医经精义·上卷·脏腑之官》

说"气化二字，自唐以下，无人知之，吾于此特详言曰：火交于水，即化为气"，并借用"蒸汽"产生原理，对气化学说进行了直观浅显的解释。同篇又指出"观西法以火煎水而取轻气，即是火交于水，化气之一证""西法以火煎水取气无异"。笔者认为，气化学说贯穿于唐容川的学术思想及诊疗实践的理法方药之中，主要体现在以下几个方面：

1. 发明阴阳水火气血论

阴阳、水火、气血，是气化学说范畴中，与人体关系最为密切的概念。

早在唐容川之前，就有医家对此加以研究。如明代的名医李中梓。李中梓为温补培元学说的倡导者，认为人体以阴阳水火的互济、调和作为基础。其论治则主张补气在补血之先，养阳在滋阴之上。他在《医宗必读·水火阴阳论》中，阐述了阴阳交合则万物化生，阴阳分离则万物则息的基本原理。认为人身之水火，即是阴阳，即是气血，三位一体，异称而同理。李中梓于阴阳二端非平均而对待，而是更重视阳，以维持其相对的平衡。

而唐容川关注的是阴阳、水火、气血两两之间的相互转化关系，其与李中梓的认识不同之处在于，唐容川论阴阳水火气血，涉及的内涵溯源易卦，广泛论述了阴阳、水火、气血之间的联系；水火除了既济以外，更重要的是，气的生成依赖水与火的相交，是心火下而蒸肾水化为气；水能化气，火能化血；阴阳、水火并重。

唐容川认为，气化学说是中医学最具特色的内容，是与西方医学的最大区别所在。因此，《血证论》一书从气化学说入手，着力探讨阴阳、水火、气血的相互转化机理，作为开宗明义的首论。笔者认为，人体健康状态主要依赖于气血的正常流通，疾病的发生与气血状态的改变有很大的关系。同时，气与血相互影响，紧密联系。所以，围绕气血关系立论，是唐容川贯穿其全部著作的主要思路。

以下就水气互化、火能化血、阴阳水火间横向联系，以及运用阴阳气血水火论解析组方配伍原理进行阐述。

（1）水气互化

《血证论·卷一·阴阳水火气血论》说："气与水本属一家，治气既是治水，治水既是治气。"其受《易》象的启发，认为"气著于物，复还为水"，气能凝结成水，水亦能化解为气。以"《易》之坎卦，一阳生于水中"，故认为水是生气的根源。唐容川结合道家修炼"取坎填离"的思想，认为人身之气，生于丹田气海之中，丹田气海即是肾与膀胱所在。脐下归宿之水，依赖口鼻吸入的天阳之气，引动心火下济，蒸动肾和膀胱，使水转化为气。气生成以后，伴随太阳经脉布护于外，成为卫外之气。此气上交于肺，成为呼吸的动力。同时，也是作为五脏六腑间相互交流的一种信息与功能的体现。

气即是水，水即是气。气游行出入所到之处，水同样也能遍及，亦即"气之所至，水亦无不至焉"（《血证论·卷一·阴阳水火气血论》）。所以，气随太阳经脉循行成为卫外之气，水借太阳之气达于皮毛成为汗液。水化气蒸腾于上，是为津液；气化水流行于下，是为溲水。气和水在生理上能互相维系，水能转化成气，气也能转化成水。

因为"气生于水，既能化水；水行于气，亦能病气"，水与气相辅相成，其为病也相互关联。二者在病变上也是互为因果的，包括两种情况：

第一，水病及气。如若蒸腾无力，水停不化，在外就会太阳之气不达，汗不得出；在内就会津液不生，痰、饮等内生邪气就会出现。

第二，气病及水。如肺之制节失肃，气不得降，因而癃闭、滑数；或肾中阳气，不能镇摄水液，就会产生痰饮和泄泻。

（2）火能化血

人体正常状态时，火能化血，火为血制，二者相互联系。火为心之所主，心能化生血液，濡养周身。火能化为血，血的颜色与火一致，皆为赤色。同时，火的属性为阳，阳易亢上，是受到了阴血的荣养制约，火才不至上炎。由火化生的血液下注，"内藏于肝，寄居血海，由冲、任、带三脉行达周身"（《血证论·卷一·阴阳水火气血论》）发挥其正常的生理功能。病变上，火病可致血病，血病可致火病，二者相互影响。

第一，血病及火。如"血虚，则肝失所藏，木旺而愈动火，心失所养，火旺而益伤血"（《血证论·卷一·阴阳水火气血论》）。血虚，肝无所藏，是由于肝体阴而用阳，阴失其守，则肝火上亢；心亦失却血养，木火相生，便会煎熬血液。

第二，火病及血。主要有两种情况：

①火化太过。因"血由火生，补血而不清火，则火终亢而不能生血"，所以"滋血必用清火诸药。四物汤所以用白芍，天王补心汤所以用二冬，归脾汤所以用枣仁，张仲景炙甘草汤所以用寸冬、阿胶，皆是清火之法。至于六黄汤、四生丸则又以大泻火热为主，是火化太过，反失其化，抑之即以培之，清火即是补血"（《血证论·卷一·阴阳水火气血论》）。

②火化不及。如"火化不及而血不能生者，仲景炙甘草汤；所以有桂枝以宣心火，人参养荣汤所以用远志、肉桂以补心火，皆是补火生血之法"（《血证论·卷一·阴阳水火气血论》）。此外，还有"血寒血痹者，则用桂枝、细辛、艾叶、干姜等，禀受火气之药以温达之，则知治火即是治血"（《血证论·卷一·阴阳水火气血论》）。

所以，唐容川指出"血与火原一家，知此乃可与言调血矣"（《血证论·卷一·阴阳水火气血论》）。

（3）气血关系

血为阴之质，随气营运，气盛则血充，气衰则血竭，气着则血滞，气升则血腾。故血之运，实质上是气运之。如果气不运行，而反与血相结，气为血所郁则痛，血为气所蒸则化为脓。临床上，气盛者疮易托化，气虚者疮难托化。气即水，气至则水至，故血从气化，则从其水之形而变为脓。刀伤粘水，亦从水而化脓。水即气之质，血从气化。是故闪跌血积，得气化之，则肿处成脓；不得气化之，则肿处仍是血。这种关系，唐容川总结为"血从气，气运血"。因此，治血者必须调气，使气不为血之病，而为血之用。

（4）水火气血的综合联系

水与气、火与血属性不同，而相互联系的关键，在于人体之中气与血的相互作用不可分割。因为"血生于心火，而下藏于肝；气生于肾水，而上主于肺"。同时，在下焦，血海、气海同居脐下；在上焦，肺通调水道（气），心主乎血脉（血），又"并域而居"。所以，唐容川认为，"运血者即是气，守气者即是血。气为阳，气盛即为火盛；血为阴，血虚即是水虚。一而二，二而一者也。人必深明此理，而后治血理气，调阴和阳，可以左右逢源"。可知，气血的延伸含义已然包括了水火阴阳。"水、火、气、血固是对子，然亦互相维系，故水病则累血，血病则累气。"（《血证论·卷一·阴阳水火气血论》）

（5）解释方剂配伍规则

水火、气血变易转化关系，不仅是唐容川治疗血证的主要思路，同时也是其遣方用药的理论依据。以下仅举两例加以说明。

① 滋水以补气，补气以利水

治气即是治水，治水即是治气。如小柴胡汤，张仲景自注云："上焦得通，津液得下，胃气因和。"此言通津液即是和胃气。如清燥救肺汤，生津以补肺气；猪苓汤，润利以除痰气；都气丸，补水以益肾气；即如发汗，所以调卫气也，而亦戒火攻以伤水阴，故用白芍之滋阴，以启汗源；用天花粉之生津，以救汗液。即此观之，可知滋水即是补气。

补中益气汤、六君子、肾气丸皆补气之方，亦滋水之方。无形之水阴，生于下而济于上，为气所奉养；有形之水质，入于口而化于下，依赖气的传导作用。故补中汤用陈、术以制水，六君子用苓、半以利水，肾气丸亦用利水之药，以佐桂附。桂附以气药化水，苓泽即以利水之药以化气，真武汤尤以术苓利水为主，此治水之邪，即以治气。与滋水之阴，即以补气者，固并行而不悖。

② 补火以生血，清火以补血

血色，火赤之色。火为心之所主，化生血液，以濡周身。火为阳，而生血之阴，即赖阴血以养火，故火不上炎，而血液下注，内藏于肝，寄居血海，由冲任带三脉，行达周身，以温养肢体。如或血虚，则肝失所藏，木旺而愈动火，心失所养，火旺而益伤血。因此，血病即火病。治法宜大补其血。因为血由火生，补血而不清火，则火终亢而不能生血，故滋血必用清火诸药。四物汤所以用白芍，天王补心丹所以用二冬，归脾汤所以用酸枣仁，张仲景炙甘草汤所以用二冬、阿胶，皆是清水之法。至于六黄汤、四生丸，是以大泻火热为主。缘于火化太过，反失其化，抑之即以培之，清火即是补血。又有火化不及，而血不能生者，仲景炙甘草汤所以有桂枝，以宣心火；人参养荣汤所以用远志、肉桂，以补心火，皆是补火生血之法。还有血寒、血痹者，则用桂枝、细辛、艾叶、干姜等禀受火气之药，以温达之。因此，可知血与火原本一家，治火即是治血。

2. 发挥六经气化学说

《伤寒论》六经气化学说，是对《内经》气化学说的具体应用和发展。尽管在《伤寒论》中未明示"气化"概念，亦无"标本中气"的说法，但历代医家借助气化学说，解读《伤寒论》六气的病机、脏腑经络病机，以及六经辨证用药，使六经辨治体系得到不断的充实与创新。清代伤寒学家张志聪、陈修园等，根据标本中气学说研究《伤寒论》，形成了《伤寒论》

六经气化一派。

唐容川秉承陈修园医学思想，强调三阴三阳多为气化失常而为病。指出张仲景序中所言"夫天布五行，以运万类，人禀五常，以有五脏。经络府俞，阴阳会通"（《伤寒卒病论·序》）概括了全书之大义。即《伤寒论》虽"以六气立论，而此序则以五行开宗，五行为体，六气为用，人秉五行而有五脏，然后有六腑。有五脏六腑，遂有经络俞穴，而成为三阴三阳，总皆秉天之阴阳，以为人身之阴阳"（《伤寒论浅注补正·仲景原序》"补曰"）。他主张"先知五行以为体，又知六气以为用，然后可以读《伤寒》《金匮》，然后可以治男女百疾"（《中西汇通医经精义·上卷·六经六气》）。唐容川对六经病的认识并不只局限于六气为病，具体阐释中也结合了脏腑、经络等。他还指出应秉承张仲景之旨，"其间脏腑经俞，贯通会合，必先洞悉，而后可见病知源；病之用药，亦因药在万类中，同禀五行之运，故借以治人之病，要皆天地万物，阴阳一体之义"（《伤寒论浅注补正·仲景原序》"补曰"）。而这是其补正陈修园"浅注"的宗旨。

唐容川指出，"天有风寒湿燥火热之六气，以充塞万物，人秉之而有六经，脏腑各有一经，合为六经，所以应天六气也"（《中西汇通医经精义·上卷·六经六气》）。又指出："必知经气之所主，而后病情可识矣。此等气化，乃生人所以然之理，见病之原委，皆尽于此"（《中西汇通医经精义·上卷·六经六气》）。可以看出，唐容川相当重视六经六气之气化，而且认为是辨病的关键。

关于六经六气标本中气的分属规律，《素问·六微旨大论》曰："少阳之上，火气治之，中见厥阴；阳明之上，燥气治之，中见太阴；太阳之上，寒气治之，中见少阴；厥阴之上，风气治之，中见少阳；少阴之上，热气治之，中见太阳；太阴之上，湿气治之，中见阳明；所谓本也。本之下，中之见也，见之下，气之标也。本标不同，气应异象。"

　　唐容川明确指出："人身十二经，皆以脏腑为本，经脉为标。"(《医易通说·上卷·地支》）还进一步阐明，某经之上某气治之，"之上"所指为脏腑。以脏腑为本，经脉为标，是因为"天有六气，人秉之而有六经，六经出于脏腑"，故脏腑为"之上"。而"脏腑各有一经脉，游行出入，以布其化，而经脉中所络之处，名为中见也"(《中西汇通医经精义·上卷·六经六气》）。"中之见"是言脏腑本气循经脉下行而中络者。所谓络者，乃指表里互相维络的关系。如足少阳胆经络于肝，足厥阴肝经络于胆；手少阳三焦经络于心包，手厥阴心包经络于三焦；足太阳膀胱经络于肾，足少阴肾经亦络于膀胱等。

　　依据《内经》开阖枢理论的表述，唐容川阐明了人身气化与六经六气的相合规律，认为太阳膀胱经，气化上行，外达于皮毛，以卫外为固，故太阳主开。凡邪自外入，皆太阳经不能主开之过。阳明胃经主纳水谷，化精汁洒行五脏六腑，化糟粕传入大肠小肠，其气化主于内行下达，故阳明经主阖。凡是呕逆、自汗等，皆阳明经不能主阖之过。少阳三焦内主膈膜，外主腠理，内外出入之气，均从腠理往来，故有邪在腠理则寒热往来，太阳之气不得外达诸证，上下往来之气均从膈膜行走，故有结胸、陷胸，邪欲入胃则呕，甚则呕吐不止诸证。凡此皆少阳经不能司其转枢之过。手太阴肺经主布散，足太阴脾经主运行，凡血脉之周流，津液之四达，皆太阴司之，故太阴为开。足厥阴肝经主藏下焦之阴气，使血脉潜而精不泄，手厥阴心包络主藏上焦之阴气，使阴血敛而火不作，故厥阴为阖。手少阴心经内合包络，下生脾土，故能为二经之转枢。足少阴肾经，上济肺金，下生肝木，亦能为二经之转枢。

　　唐容川认为，前贤注解存在不足。其中，《内经》所论之"阴阳气化"，是指六经六气而言，以及"形未悉"所指的是脏腑形迹与其所附之气。此为唐容川认为必须补正之处。正如唐容川所言："惟于各经本气尚未发明，余特补之。"（《伤寒论浅注补正·读法》"补曰"）故对各经本气加以阐述，各经是指六经，即太阴、少阴、厥阴、太阳、少阳、阳明；而本气指的是风、火、热、湿、燥、寒六气，即脏腑之本气。在此基础上，唐容川着重对六气进行了详细的概念辨析。

（1）火与热

少阳之上，火气治之。唐容川认为，主要是指少阳经之上，三焦胆腑，司人身之火气。因为"三焦之原，根于肾系，名曰命门，由肾系……后附于脊，与肝相连，通于胆系。命门坎中一阳，行于三焦，只是阳气不名为火，惟上通于胆，得肝木之生化则成火矣"（《伤寒论浅注补正·读法》"补曰"）。唐容川解释道："空中有火，丽木则明，盖必丽于木而后称为火，故三焦中之阳气，乃火之根，惟上合于胆，乃为丽木则明之火，是胆为火之焰，三焦为火之根，而肝木则是生火之物，故论火以胆与三焦为主。胆中所藏之火，出入皆以三焦为路道，而托根又在肾系，故胆与三焦同司火化。"（《伤寒论浅注补正·读法》"补曰"）

因而，唐容川认为，肝胆包络皆司相火，而心为君火这种说法有误，并指出：《内经》只曰少阴之上，热气治之，不名君火也……然同是一热气也，而根于肾中，为坎阳，藏于心中为离火，位分既殊，而名之曰君火生阳，亦属义有可通。"（《伤寒论浅注补正·卷五·辨少阴病脉证篇》"补曰"）

唐容川又云："少阴之上，热气治之，盖少阴心肾同司热气，不得名火。热与火后世无分晓，故混称君火相火，不知天之阳气，必丽于木乃为火之实体，若发于水中，积为烈日，亦只是热气，不名为火。故《内经》曰少阴之上，热气治之。少阴坎中之阳气，上交于心而为心阳，如天之有日，司人身之热气，与火不同，乃先天之阳，化生气血之本也，火与热其辨如是。"（《伤寒论浅注补正·读法》"补曰"）

（2）燥与湿

唐容川指出，燥气与火热不同。因火热皆属阳，而燥气有阴燥、阳燥之分，且燥与湿属于相互对待。他认为"湿为水火相交之气，燥为水火不交之气"；而水火之所以不交，则是由于金性之不能收止水火，而水火各反其宅。故"神名蓐收，令司秋月，草木枯槁，水泉渴竭，是为燥金用事之验"（《伤寒论浅注补正·卷二·辨阳明病脉证》"补曰"）。唐容川曰："人秉燥金之气为阳明经，夫金气收而水火不交，是为燥，则燥者水火消耗之气也。肠胃所以能化饮食，以其燥能消耗之也。燥化不足则不消水，燥化太过则伤阳燥；是水不济火，此证最多；是火不蒸水，此证间有。此阳明之上燥气治之之义也。"（《伤寒论浅注补正·读法》"补曰"）

湿为土之本气，土旺于长夏，是水火相蒸之候。水火相合，遇木则腐而成土，遇金则化而归土，故土又旺于四季。因水、火、金、木相合而化，然后成土，所以《尚书·洪范》以土居五行之末，必水火相蒸，才能有湿气，然后能腐化百物以成土。土在天地间，乃阴体之极大者也。人秉之而为太阴脾经，脾之气化全以湿气为主，故《经》曰："太阴之上，湿气治之。"毋令太过不及，则脾土安和。唐容川认为："脾与胃相为表里，是为燥湿互相为用，究湿之气化，非寒非水，乃水与火交而后成湿焉。长夏之时，所以湿气用事者，正阴阳交媾之时，水火相蒸之候，故土居中央，央者阴阳交会之义，鸳鸯鸟不独宿，亦取阴阳交会之义。盖'阴阳'二字双声合为一音，即'央'字也。土居中央者，即阴阳相交，水火合化之义也。"（《伤寒论浅注补正·卷四·辨太阴病脉证篇》"补曰"）唐容川认为，湿不得以阴邪概括，因湿兼寒热二者而成，所以或偏寒，或偏热。湿是火蒸水而发，"故多用不寒不热之药以渗利之，为治湿正药"。

（3）寒与风

太阳经气居外以为卫，也称为元阳之气，而此气实发于膀胱寒水之中。

膀胱为肾之府,主小便。凡人饮入之水,从肠胃入"三焦油网",从"油网"入膀胱,如天之有海,水之有壑,应北方寒水之气,而能导引心火,清利三焦,皆赖寒水之功用。假如人无此寒气,则不足以济燥火热。所以寒水之气,不可太过,亦不可不及。而此水之所以具有化气卫外功能,又赖心火下交而水化为气。唐容川认为:"人身应之而有太阳膀胱寒水之府,以司人周身之水,称为寒水。以水之本性原寒,而又名为太阳经者,以水中化气上行外达,则又为卫外之巨阳,故称太阳经焉。"(《伤寒论浅注补正·卷一上·辨太阳病脉证篇》"补曰")

寒是水化气升,为太阳寒水之气;而风则是化阳生阴,退位厥阴风木之气化;厥阴是阴之尽,阴尽阳生则和风生。唐容川解释道:"厥阴者,以其体阴,又曰风气治之;以其用阳,阴尽阳生,是为和风,风气和而百体畅。"(《伤寒论浅注补正·读法》"补曰")唐容川又言:《内经》云厥阴之上,风气治之。风者,阴阳摩荡之气……人身秉此风气,是生厥阴肝木之脏;肝膈下连于肾系,为水生木;肝膈上连包络,合为一经,为木生火。三者合化,氤氲畅达而血气得以周流,为此厥阴风气之和也。风之为病,又由于水冷火热不得其平之故。"(《伤寒论浅注补正·卷六·辨厥阴病脉证篇》"补曰")

唐容川基于西方气候之学,认为风的形成是因"空中之气有冷热二种,空气热则涨而上升,他处冷空气即来补之;试于室中热火,门之上下各有孔。则上孔之热气必外出,下孔之冷气必内入。"(《伤寒论浅注补正·卷六·辨厥阴病脉证篇》"补曰")因此,他认为风有两种,"其一为自冷处吹向热带之风,如热带内气候常热,则气涨而升,南北两极气候常冷,则南北两极生风,吹向热带中去;一为自热处吹向冷处之风,盖风既会于热带,复散而回转,吹向冷处"(《伤寒论浅注补正·卷六·辨厥阴病脉证篇》"补曰")。

唐容川又根据《易》学之理解释说："如《周易》之巽卦，热带在南而风生于北，故其卦二阳在上而一阴在下也。吹往北者，阴极阳回，如《周易》之震卦，虽《易经》训震不名为风，然震训东方也。《内经》云东方生风，应春气，阳回阴退之象，故上二阴爻而下一阳爻，阳生阴退，为得其和。在人属厥阴肝经，厥者，尽也逆也，阴尽而阳生，极而复返，故曰厥阴。"（《伤寒论浅注补正·卷六·辨厥阴病脉证篇》"补曰"）

唐容川根据上述认识，指出："若肝木挟肾水，发而为寒风，如风从冷带吹来者也，遂发厥利。若包络挟心火，发而为热风，如风从热带吹来者也，遂发脓血；或寒热互相进退，为厥热往来。"（《伤寒论浅注补正·卷六·辨厥阴病脉证篇》"补曰"）他据此理论，认为风非阳邪。其云："风为阳邪，是但知热风而不知寒风也……若执定风为阳邪，于厥阴风气治之之理，固不能通，且与中风杂病亦多不合。"（《伤寒论浅注补正·卷六·辨厥阴病脉证篇》"补曰"）

从以上论述不难看出，唐容川阐明"各经本气"，极为重视水火（阴阳）气化与六气的关系。另一方面，唐容川又把标本中气与脏腑形质联系起来，进一步完善了这一学说。

（三）衍义经论　发挥藏象

治病首先需明了脏腑及其附属经脉、分布、主病，而后才能从容处治。唐容川说："业医不知脏腑，则病原莫辨，用药无方，乌睹其能治病哉？"（《血证论·卷一·脏腑病机论》）脏腑辨证，在《金匮要略》《中藏经》中早有论述，经钱乙、张元素等人的发挥而日趋完善，成为中医诊疗过程中的重要辨证模式。唐容川例举了心、包络、肝、胆、胃、脾、肺、肾、膀胱、三焦、小肠、大肠等脏腑及其经脉，对其生理、主病进行阐述。尤其是对肺阳、脾阴、三焦等内容，有自己独到的创见，故笔者在此重点论述。

1. 重脾阴之润泽滋养功能

"脾阴"的本来含义，古代医家已有所论及。如缪仲淳《先醒斋医学广笔记》："世人徒知香燥温补为治脾虚之法，而不知甘寒滋润益阴之有益于脾也。"万密斋的《养生四要·卷之一·寡欲第一》曰："受水谷之入而变化者，脾胃之阳也。散水谷之气成荣卫者，脾胃之阴也。"《慎斋遗书·卷一·亢害承制》曰："胃不得脾气之阴，则无运转，而不能输（精）于五脏。"

综合历代医家观点之后，唐容川指出："脾称湿土，土湿则滋生万物，脾润则长养脏腑。胃土以燥纳物，脾土以湿化气。脾气不布，则胃燥而不能食，食少而不能化。譬如釜中无水，不能熟物也……脾阳虚则不能统血，脾阴虚又不能滋生血脉。血虚津少，则肺不得润养，是为土不生金。盖土之生金，全在津液以滋之，脾土之义有如是者。"（《血证论·卷一·脏腑病机论》）脾称湿土，就是因为其依赖于润泽长养万物。脾阴与脾阳同为脾气功能的反映，二者的区别在于阳统血而阴养血，两者共同维持脾的生理功能。

所以，唐容川说："李东垣后，重脾胃者，但知宜补脾阳，而不知滋养脾阴。脾阳不足，水谷固不化；脾阴不足，水谷仍不化也。譬如釜中煮饭，釜底无火固不熟，釜中无水亦不熟也。予亲见脾不思食者，用温药而反减，用凉药而反快。予亲见催乳者，用芪、术、鹿茸而乳多。又亲见催乳者，用芪、术、鹿茸而乳转少，则以有宜不宜耳。是故宜补脾阳者，虽干姜、附子转能生津；宜补脾阴者，虽知母、石膏反能开胃。补脾阳法，前人已备言之，独于补脾阴古少发明者。予特标出，俾知一阴一阳，未可偏废。"（《血证论·卷一·男女异同论》）

临床可见，脾阴虚者，津亏而乏濡润，消磨与运化涩滞，症见口燥唇干，喜饮，口淡无味，大便干结，舌红干苔少或镜面舌等。这是因为脾之阴液亏乏，则消磨水谷，运化精微之力锐减，诸证生焉。脾阴虚则津液不能布散，濡润失职，致令"胃燥而不能食，食少而不能化"（《血证论·卷一·脏腑病机论》）。故病"隔食，大便难，口燥唇焦"（《血证论·卷一·脏腑病机论》）。通过观察病人的表现，如"停食病，食入反吐，粪如羊屎，可知无津液则食不能化之故矣。观噎口痢，咽干津竭，食不得下，可知无津液则食不能纳之故矣"（《血证论·卷六·饮食》）。

此外，脾阴虚不能滋生血脉，致令"血虚火旺，发热盗汗"。还有因脾阴不足，致"血虚津少，则肺不得润养，是为土不生金"。盖因"土之生金，全在津液以滋之"。在唐容川的具体处方用药中，将炙甘草汤去桂枝加白芍，将四君子汤加黄精、山药、玉竹，将小柴胡汤去半夏加天花粉等，用于血证的治疗，都体现出其重视脾阴的学术思想。

2. 重肺阳之宣发温化功能

《血证论·卷一·脏腑病机论》："肺为乾金，象天之体。又名华盖，五脏六腑受其覆冒。凡五脏六腑之气，皆能上熏于肺以为病。故于寸口肺脉，可以诊知五脏。肺之令主行制节，以其居高，清肃下行，天道下际而光明，故五脏六腑皆润利而气不亢，莫不受其制节也。肺中常有津液润养其金，故金清火伏……肺开窍于鼻，主呼吸，为气之总司。盖气根于肾，乃先天水中之阳，上出鼻，肺司其出纳。肾为水，肺为天，金水相生，天水循环。肾为生水之源，肺即为制气之主也。"唐容川同时注意到，《灵枢·邪气脏腑病形》中，有"形寒寒饮则伤肺"的记载，促使其对肺阳问题进行了研究。

唐容川对"肺阳"的认识，受到陈修园的影响。陈修园曰："血虽阴类，运以阳和。'阳''和'二字，指心肺而言也。心肺之阳宣布，如日月一出，爝火无光，诸般邪热之气俱除，血无所扰，则循行常道矣。"（《时方妙用·卷三·血症》）而陈修园的理论则来自南朝齐·褚澄。《褚氏遗书·津润》曰："血虽阴类，运之者，其和阳乎。"据笔者初步考证，《血证论》中提及肺阳的篇章只有3处。笔者总结唐容川对肺阳基本生理功能的认识，主要有以下三点：

第一，肺阳具有温化蒸腾的作用。因阳性主动，所以能够促进肺阴和津液的生化流行。肺阳能够蒸化肺阴为气，然后推动呼吸运动。津液的代谢，在下靠肾阳，在中靠脾阳，在上靠肺阳。在宣降水液过程中，肺气以宣降敷布为主，肺阳则以温煦津液为主。

第二，肺阳具有宣发输布的作用。肺有宣发肃降的功能，以输布水谷精微，这主要是依赖肺气的作用。然一气之中，又可分为阴、阳两个方面。肺气之中，应包含肺阴、肺阳，而只有肺阳，才真正具有宣散的功能。阴主敛降，阳主升散，而肺气既能宣发升散，又能肃降收敛，其阴阳的分别应是明确的。在肺阳的宣发鼓舞下，津液、卫气上行至头面，外达于肌表。

第三，肺阳具有温养卫外的作用。阳主温煦，在内温养脏腑，在外温养形体。肺阳的作用，是对内温养肺心胸膈，对外温养鼻窍皮毛。皮毛围护人体体表，直接与环境接触，故皮毛能否得到温养，关系到人体对环境的适应能力。肺阳温养皮毛，则皮毛功能健全，具有抗御外邪的能力。

3. 三焦为人体气化之道路

（1）三焦为人体水液之通道

唐容川将三焦视为一种人体中膜状的结构。其所谓膜网、网膜、油网等，基本上都是指三焦或三焦的某一部分而言。唐容川认为，气化之理本为西医所不知，因为解剖形质的方式，并无法看到气化的脏腑。但是，唐容川仍然以解剖所见，力图阐明三焦结构。唐容川认为，《内经》、张仲景之书，早已将三焦功能说清楚。其解释"焦"之古字说道："从采，有层折可辨也；从韦，以其膜像韦皮也；从焦，有皱纹，如火灼皮也。西医以连网二字形之，古圣只一个膲字，已如绘其形也，后又改作膲字。《集韵》云：膲者，人之三焦，通作'焦'。引医经上膲在胃上口，中焦在胃中脘，下膲当膀胱上口，已将三焦之形指出。省文作'焦'，而后人遂不可识，亦何不考之甚也。"（《伤寒论浅注补正·卷三·辨少阳病脉证篇》"补曰"）可见，唐容川认为，三焦是一种有皱纹、层折可辨的膜状物质。唐容川所谓的"三焦"概念，乃是吸收西方解剖学之理论来证明中医学，此乃受西医对人体构造描述的影响所致。他说："近人不知三焦实有其物。焦，古作膲，即人身之油膜，西医名为连网，乃行水之路道。《内经》所谓'三焦者，决渎之官，水道出焉'，盖水之路道，全在三焦油膜之中。凡人饮水入胃，胃之通体，有微丝管将水散出，走入油膜。"（《伤寒论浅注补正·卷一上·辨太阳病脉证篇》"补曰"）可见，唐容川还是遵循《内经》之说，认为三焦为人身内"水"的道路。

（2）三焦（腠理）为营卫之道路

唐容川认为，三焦属于六腑之一，而腠理是人体的皮下组织，二者亦有相关之处。其云："腠者，皮肉相凑接也，理者，有纹理，乃人周身膜网有缝隙窍道也。按之西医诸说，而鸡冠油与连网，皆即三焦也。"（《伤寒论浅注补正·卷三·辨少阳病脉证篇》"补曰"）又云："脉管之外皆是网膜，《内经》名腠理，为卫气往来之所。"（《伤寒论浅注补正·卷三·辨太阳病脉证篇》"补曰"）唐容川从人体由内而外的关系来看，认为皮肤内与脉管外都是网膜，也是三焦，也叫腠理。

唐容川自己有一套对肌肉与腠理关系的认识。而这一理论，也明显是吸收西医的知识而来的。他说："喉鼻皮毛皆肺所司，故太阳之气上合于肺。皮毛内之肥肉，名为肌肉，肥肉里、瘦肉外夹缝中之油网，名腠理，以其有纹理也。腠理即三焦之所司，以其从内油网透出而生此膜，腠外与内油网同是一物，故皆属三焦。由腠理入瘦肉即与筋连，筋亦连内之油网，而内油膜膈即三焦之府也。"（《伤寒论浅注补正·卷三·辨太阳病脉证篇》"补曰"）

三焦腠理是"营血卫气"的出入路径，所以当邪气侵犯人体时，同样也会经由三焦这条路径向身体内部传导，这就是导致疾病的主要原因。从皮毛讨论到人体内部的三焦过程中，唐容川举出一个无形的"中间概念"来解释三焦，即营卫。在讨论人身"营卫"概念时，唐容川说："营出中焦，卫气出于下焦。"又云："人受谷气，清者为营，浊者为卫，似营卫皆中焦矣。而此又别之曰，卫气出于下焦，则尤为探源之论。"（《中西汇通医经精义·上卷·营卫生会》）并指出卫气出于下焦，营气出于中焦，试图将营卫具体化。他说："荣卫往来之道路，则在三焦膜膜之中，三焦内为油网，外为白膜，包肉连筋，外达皮毛，连属四肢，皆三焦所统御也。"唐容川将营卫概念具体化的第一步论证，依赖于明确营卫流通的道路，而这条道路就是三焦。

唐容川在讨论"卫气"时，引经文解释道："卫气由内达外，先从分肉而出，故先及分肉皮肤最外一层，阳气由内充于外，以卫皮毛，此为卫气之能事也。详膀胱营卫条。膜理乃分肉之外，皮肤之内，油膜是也。有皱纹，故曰膜理，内发于三焦，乃卫气所行之道路，故气足则肥。"（《中西汇通医经精义·下卷·全体总论》）这已经说明了卫气的功能及其循行的形质道路。依据唐容川所言，卫气还需透过三焦油膜之沟通，才能达到"充皮肤，肥膜理，司开阖"之功用，维护身体正常生理功能。三焦无所不在，亦即营卫气化，无处不在。

（3）三焦之枢（膈膜）为水火之道路

唐容川指出："《内经》谓少阳为枢，正言其从阴出阳，责在膜理，如户枢，当内外之界也。从下而上，责在胸膈，亦如户枢，当出入之界也。凡此皆是少阳三焦，膜中路道，为脏腑周身内外之关键。故伤寒六经，皆有少阳证，而仲景不列入少阳，使各从其类也。"（《伤寒论浅注补正·卷三·辨少阳病脉证篇》"补曰"）膜理与膈膜皆为三焦之枢，膜理言其内外之出入，而膈膜言其上下之出入。膈膜跟膜理一样，皆属于三焦之府。关于膈膜之形迹，唐容川曰："胸有大膈膜，发于背脊，连于肝系，由肝系背脊之间，循肋骨尽处。至于胸前，此膈下之白膜下连油网，是为中下二焦，此膈上之白膜，循腔子内上至肺系，以入心包，又后至于背脊之上，是为上焦，胸与背道路之相通者，皆在此膈膜内也。"

唐容川指出"心火下交于血室，要从此膈中行，膀胱水中元气，上于肺为呼吸，亦从此膈中行"，故"膈膜中是水火游行之路"（《伤寒论浅注补正·卷一下·辨太阳病脉证篇》"补曰"）。而当此道路受阻时则病发。如"水火交结于膈中，即为结胸"。又云："脐下之气上于肺为呼吸，并外达皮毛为卫气，皆要从膈中而出，气不得出于膈，则为水结，火不得下于膈，则为火结，此痞结陷胸之所由来。"（《伤寒论浅注补正·卷三·辨少阳病脉证篇》"补曰"）

三焦既是腠理，又是膈膜，故易有重复重叠之感。笔者认为，虽然腠理即三焦之所司，但是唐容川阐明腠理时，主要是从人体气化出入角度而言；而解释三焦时，则是从人体水火气化升降角度而论。至于膈膜虽然也阐明水火升降，却主要体现少阳"枢"的特点。三焦、腠理与膈膜，综合起来作为唐容川解释水火升降出入的实体依据。

必须指出的是，在深入阐述三焦概念的时候，唐容川始终立足于中医气化学说，希冀借助三焦相应解剖结构，来构建人体气血营卫流行的通道。其实，仔细分析就会发现，三焦与人体特定的解剖结构，很难建立对应关系。这也就是说，唐容川的三焦概念，实质上仅是将人体的这一虚拟结构，用"网膜""腠理""板油""膈膜"等文字符号所取代，而非实体观察所得。在这些虚拟概念具体运用中，唐容川依旧根据中医气化学说，运用理论思维，模拟人体气血、水液、营卫等功能的实现过程，而并非像解剖学那样做到肉眼可见的程度，只不过将中医三焦术语，以现代医学术语取代而已。

（四）精研血证病机

1. 揭示四类病机

唐容川认为，平人血液畅行脉络，流行循经，一旦血液溢于脉外，即为血证。唐容川所论血证，是指由于气血失和，导致血液运行不循其常道，或血上干，或血外渗，或血下泄，或血中瘀，以出血（非生理性出血）为临床表现的病证。通览《血证论》一书，唐容川根据气机"升降出入"的运动方式与脏腑虚实特点，将血证划分为若干类，即"血上干""血下泄""血外渗""血中瘀"。另外，还有"失血兼见诸证"。笔者认为，血证的病因病机极为复杂，大致有如下几类：

（1）血随气逆，血上干证

气为血之帅，气机冲和则血循常道，畅流全身。气机冲逆，气迫血走，血离常道，随气上溢而为吐血、呕血、咳血等证。兹举数例以明之。

① 吐血责之于胃

《血证论·卷二·吐血》阐述了吐血的机理，"人身之气游于血中，而出于血外……其气冲和，则气为血之帅，血随之而运行；血为气之守，气得之而静谧。气结则血凝，气虚则血脱，气迫则血走……方其未吐之先，血失其经常之道，或由背脊走入膈间，由膈溢入胃中……又或由两胁肋走油膜入小肠……逆入于胃，以致吐出"。吐血之证，尽管来路不一，而病位均在于胃。唐容川指出，凡人吐食"皆胃之咎。血虽非胃所主，然同是吐证，安得不责之于胃"。由于阳明之气以下行为顺，吐血的病机主要是胃气"失其下行之令"（《血证论·卷二·吐血》），血随气逆所致。而胃气之所以上逆，与邪气壅实及冲脉之气失调有关。《血证论·卷二·吐血》说："试思人身之血，本自潜藏，今乃大反其常，有翻天覆地之象，非实邪与之战斗，血何从而吐出哉。"所以逆上者，以其气实故也。说明邪盛气实，迫血妄行，是吐血一证发生的关键。因此，《血证论·卷二·吐血》又说："血之归宿，在于血海，冲为血海，其脉丽于阳明，未有冲气不逆上，而血逆上者也。"

② 呕血责之于肝

呕血与吐血不同，呕血是血出有声，重则其声如蛙，轻则呃逆，气不畅遂而已。同是血出口中，治与吐血无异。但吐无声，而呕有声。以轻重论，则吐轻而呕重。吐则其气尚顺，呕则其气更逆。以脏腑论，吐血其病在于胃，呕血其病在于肝。呕血常因肝胆火旺，疏泄失常，气机逆乱，"清气遏而不升，浊气逆而不降"（《血证论·卷二·呕血》），横逆犯胃所致，亦归气机逆而上冲之属。

③ 咯血责之于肾与膀胱

咯血是痰中带有血丝。唐容川阐释咯血的机理，指出"肾经之气不化于膀胱，而反载膀胱之水上行为痰；膀胱者胞之室，膀胱之水随火上沸，引动胞血随之而上，是水病兼病血也"（《血证论·卷二·咯血》）。这一机理，与女性绝经及《伤寒论》"热结膀胱"十分相似。其云："观女人先发水肿，然后断经者，名曰水分，是水病而连累胞血之一证。又观《伤寒论》热结膀胱，其血自下。夫热结膀胱是水病也，而即能惹动胞中之血从小便而下，又水病兼动胞血之一证也。"（《血证论·卷二·咯血》）据此，唐容川认为，肾水泛溢为痰，能够牵引胞血，以致咯痰带血。即所谓"咯血出于肾者，乃肾气不化于膀胱，水沸为痰，而惹动胞血之谓也"。当然，气虚不能摄血，亦可导致吐血、衄血，但其实为血随气泄。

（2）血随气泄，血下泄证

血下泄证，大致可分虚、实两端。虚者，由于气虚失却统摄，致血无归附；实者，由于气火、湿热下注，迫血下泄。兹举数例，加以说明。

① 便血

《素问·灵兰秘典论》曰："大肠者，传导之官，化物出焉。"大肠与肺互为表里。肺为清金，大肠即为燥金。肺主气，司呼吸，大肠之所以能传导，主要是依赖于气。不独大肠赖肺气之传送，小便亦赖肺气以化行，充分体现出肺金制节、金行清化，在这一环节的重要作用。大肠位居下部，又系肾之所司。《素问·金匮真言论》曰：肾"开窍于二阴"。故需肾阴充足，则大肠润畅，才能正常传送。大肠之病，虚证多由中气虚陷、肾经阴虚不能润肠而致；实证多为湿热下注、肺经遗热传于大肠，或肝经血热渗漏入肠中而成。

② 尿血

膀胱与血室，在人体中的位置非常接近。所以，热入血室则蓄血，热结膀胱则尿血。尿血是水分的病，之所以会干动血分，是因为膀胱与血室并居而受累的缘故。尿血的原因，大致有内外两个方面：外因为太阳阳明传经之热结于下焦，内因是心经遗热于小肠，肝经遗热于血室。二者病机，均是热结下焦，血随气泄。此外，"尿血治心与肝而不愈者，当兼治其肺"（《血证论·卷四·尿血》）。这是因为，肺为水之上源，清肃肺金则水热可散。总之，结热之证，其血溺出，皆有淋滴不通之象，为尿血之实证。此外，尿血也有虚证。溺出鲜血，如尿长流，绝无滞碍。其病机主要是肝阴不足化火、心经血虚火旺、脾气虚寒失统、房劳伤肾失摄、肺虚制节不下等。

③ 崩漏

崩漏是指非经期而下血。血量少者名曰漏下，多则名为血崩。行经而去血过多，如水之流不能止者，亦是血崩。古名崩中，是指血为中州脾土所统摄。脾不摄血，是以崩溃，故名崩中。示人治崩，必治中州脾土。土旺则月水有信，土虚则失信而漏下，甚则崩中。治法总以治脾为主。此外，还有"治肝以治脾之贼者，肝经怒火妄动，木郁克土，火扰则血不宁"（《血证论·卷四·崩带》）。

④ 带下

带下为妇人常见病。因为带脉下系胞宫，中束人身，居身之中央，属于脾经。脾经土气冲和，则带脉宁洁，而胞中之水清和。若脾土失其冲和，不能制水，带脉受伤，注于胞中，就会发为带证，白浊污杂。治宜和脾利水。"治脾即是治带，而治带即是治水。"（《血证论·卷四·崩带》）其病机属脾土失守，中气下陷，气不治水，带随气泄。

（3）气火炽盛，迫血妄行，血外渗证

《血证论·卷二·吐血》说："血之为物，热则行。"热伤阳络则衄血，热伤阴络则下血，阳明燥热则鼻衄；肝胆三焦相火内动，夹血妄行，则耳衄；胃火上炎，血随火动，则齿衄；心火亢盛，血为热逼而渗出，则舌衄；心经火旺，血脉不得安静，因而带出血丝，则咯血；心肺火盛，逼血从毛孔中出，则为血箭；心经遗热于小肠，则尿血等等，此皆火热内盛，逼血妄行所致。

① 血箭

血从毛孔中流出，有似箭之喷射，故名血箭。病因病机为"心肺火盛，逼血从毛孔中出"，治宜"清心火以除血出之源"（《血证论·卷三·血箭》）。

② 血痣

血痣初起，其形如痣，渐大如豆，触破时长流血水。病因病机为"肝经怒火，郁血凝聚而成"（《血证论·卷三·血痣》），治宜清热疏肝凉血。

③ 血瘙

癣疥血点、血疙瘩、一切皮肉赤痒等，唐容川统称之血瘙，认为其"皆由血为风火所扰"（《血证论·卷三·血瘙》）。火甚则起点，起疙瘩；风甚则生虫、生痒。

（4）瘀血阻络，血行失常，血中瘀证

凡离经气血停留体内，不论色黑成块或清血、鲜血，都是瘀血。其"与荣养周身之血已睽绝而不合"（《血证论·卷五·瘀血》）。瘀血不但阻碍新血之化机，而且可成为血证之因，导致出血不止，或再次出血。《血证论·卷二·吐血》说："经隧之中，既有瘀血踞住，则新血不能安行无恙，终必妄走而吐溢矣。"即是此意。此外，他还指出，凡有所瘀，莫不壅塞气道，阻滞生机，久则变为骨蒸、干血、痨瘵等证。可见，唐容川十分重视瘀血之为病。

2. 明确治血原则

在唐容川以前的医家，曾就血证的治疗，提出了各种各样的原则。如明·缪希雍《先醒斋医学广笔记·吐血》中载有治血原则，即宜降气不宜降火、宜行血不宜止血、宜补肝不宜伐肝。清初张璐提出，宜以调补阴阳入手，偏于温补。王清任则主张调和气血为宜，重在活血祛瘀。唐容川总结前人的医学思想，并结合自己的体会，就血证的治疗原则提出了自己的独到见解。

（1）治血重在和气顺气

唐容川宗法《内经》，认为气血两者，气占主导地位，他说："天地之大，总是以阳统阴，人身之生，总是以气统血。"（《血证论·卷四·产血》）"人之生也，全赖乎气，血脱而气不脱，虽危犹生。一线之气不绝，则血可徐生，复还其故，血未伤而气先脱，虽安必死。"（《血证论·卷一·脉证死生》）关于血证的病机，认为血证的发生均与气病有关，没有气病则血不病。"其气冲和，则气为血之帅，血随之而运行气结则血凝，气虚则血脱，气迫则血走，气不止而血欲止不可得矣。"（《血证论·卷二·吐血》）依据这些理论，唐容川认为和气顺气是治疗血证的关键，提出"表则和其肺气，里则和其肝气，而犹照顾脾肾之气，或补阴以阳，或损阳以和阴，或逐

瘀以和血，或泻水以和气"（《血证论·卷一·用药宜忌论》）的治疗原则。

（2）补脾土之统摄，泻阳明之逆火

在血证治疗过程中，唐容川尤为重视脾胃后天，他认为"以后天生先天，故水火两脏，全赖于脾"。故提出"治血者，必治脾为主"，又言"治气，亦宜以脾为主"（《血证论·卷一·阴阳水火气血论》），气与血的生成都依靠脾。心主血，血是在心转化的，但是需要脾胃运化食物成汁，奉养于心，才能变化为血。气生于肾中，但是也依赖脾胃运化食物为水，下输送到肾再化为气。脾为生成之源，也主统血。"脾主统血，运行上下，充周四体，且是后天，五脏皆受气于脾，故凡补剂，无不以脾为主。"（《血证论·卷二·吐血》）"脾为阴中至阴，盖五脏俱属阴经，而脾独名太阴，以其能统主五脏，而为阴之守也。其气上输心肺，下达肝肾，外灌溉四旁，充溢肌肉，所谓居中央，畅四方者如是。血即随之，运行不息，所谓脾统血者，亦即如是。世医不识统血之义，几指脾为贮血之器，岂不愚哉。脾能统血，则血自循经而不妄动。"（《血证论·卷二·唾血》）心在上，化血下行，随冲脉以藏于肝；肾水之阳，化气上行，随冲脉以交于肺，由肺散布以达肌肤，都以脾为枢纽。血之运行上下，全赖脾气统摄。因此，治血摄血，首补脾土为治疗血证的一大法则。

唐容川认为，正常状态下，阳明之气以下降为顺，以阳土喜润恶燥；疾病状态下，若阳明燥热津伤，则血液沸腾而外越，见崩漏、下血等证。若阳明之气实逆上，则血亦随气上行而外逆，而见吐血、呕血等证。说明阳明之气上逆，阳土燥热津伤与血海不安、不静、不藏是有直接关系的。如《素问·痿论》所述："阳明者，五脏六腑之海也……冲脉者，经脉之海，主渗溪谷，与阳明合于宗筋……会于气街，而阳明为之长。"《血证论·卷二·吐血》说："冲为血海，其脉丽于阳明，未有冲气不逆上，而血逆上者也。"而阳明之气，下行为顺，所以逆上者，是因为气实迫血妄行的缘故，故治阳明即是治冲。又说："治冲脉独取阳明。仲景既引其端，后人亦即当扩而充之。"唐容川认为"惟有泻火一法，除暴安良，去其邪以存其正"（《血证论·卷二·吐血》），使之胃气下泄，则心火有所消导，而胃中之热气亦不上壅，斯气顺而血不逆。唐容川通过大量的临床实践，总结出"泻胃夺实，凉胃润燥"是治血凉血的一大法则，明确提出"治阳明即治冲"的学术观点。临床上，唐容川将平冲降逆、清泻阳明之法，广泛用于多种血证，均取得了较好疗效。

（3）肺主制节，调气为主

肺为华盖，覆盖五脏六腑，因而唐容川提出肺"主行制节，以其居高，清肃下行，天道下际而光明，故五脏六腑皆润利而气不亢，莫不受其制节也"（《血证论·卷一·脏腑病机论》）。唐容川比喻肺如云，能下降雨露，以滋养五脏，五脏则不亢，故肺能制节五脏。《血证论》中，强调肺的肃降，因血下行为顺，上行为逆，提出肺为调气之主。唐容川在血证补虚的过程中，尤为重视先补肺胃。他说："补法不一，先以补肺胃为要。肺为华盖，外主皮毛，内主制节，肺虚则津液枯竭，喘嗽、痿燥诸证作焉。因其制节不得下行，故气上而血亦上，未有吐血而不伤肺气者也，故初吐必治肺，已止尤先要补肺。"（《血证论·卷二·吐血》）"则凡一切血症，其当清金保肺以助其制节。"（《血证论·卷三·跌打血》）

（4）重视肝及冲任带脉，尤重冲脉

肝为藏血之脏，血之所以能够运行周身，主要是依赖冲、任、带三脉的统领作用。而血海、胞中，又为血所转输归宿之所。肝则司主血海和冲、任、带三脉，所以补血总以补肝为要。明·李时珍曾论及肝"有泻无补"（《本草纲目·龙胆》）。其目的在于，恐补木盛而侮虚土。唐容川认为，木之所以克土，是因为肝血虚，肝火扰及胃中；肝气虚，水泛脾经，而并非是真为肝经之气血有余。所以《血证论·卷四·便脓》说："一切血证

总不外理肝也。""治血者必调气，舍肝肺而何所从事哉。"(《血证论·卷二·鼻衄》)

在上述关系中，唐容川尤为重视对冲脉之气的调治。唐容川认为，冲脉本属肝经。其循行部位与全身动脉有关。而在生理情况下，全身血气运行的动力即出于冲脉，所以有冲脉为"十二经之海""为总领诸经气血的要冲"和"血海"之称。冲脉起于血室，肝则司主血海，两者有着息息相关的紧密联系。凡周身之血，总视血海为治乱；血海不扰，则周身之血无不随之而安。血之归宿，在于血海。冲为血海，其脉丽于阳明，未有冲气不逆上而血逆上者。所以，冲脉气逆和血海的治乱，在血证及其复发中，起着极其重要的作用；故治肝亦是治冲，宁气即是宁血。

3. 总结治血四法

在临床实践中，唐容川总结出通治血证之大纲，即止血、消瘀、宁血、补虚，可以根据病情参酌使用。

（1）止血法

止血是唐容川治疗血证第一法，其中充分贯彻了"治血先治气"的总原则。止血一法，继承了《内经》"急则治标"的原则。《血证论·卷二·吐血》指出："血之原委，不暇究治，惟以止血为第一要法。"在病因病机上，一方面他根据《内经》的气血相关理论，指出血证的发生均与气病有关，"其气冲和，则气为血之帅，血随之而运行……气结则血凝，气虚则血脱，气迫则血走，气不止而血欲止，不可得矣"(《血证论·卷二·吐血》)；另一方面，他还汲取了历代血证理论的内容。如朱丹溪"气有余便是火"(《金匮钩玄·火》)，张介宾"血动之由，惟火惟气"(《景岳全书·血证》)等论述。治疗上，依据"治血以治冲为要，冲脉丽于阳明，治阳明即治冲"的思路，借鉴王肯堂治血"法当顺其气，气降则血归经"的主张(《证治准绳·杂病·诸血门·吐血》)，提出止血一法应"独取阳明"，采用泻火降逆止血为主的治疗思路。

《血证论·卷二·吐血》指出："所谓止血者，即谓此未曾溢出，仍可复还之血，止之使不溢出，则存得一分血，便保得一分命，非徒止已入胃中之死血已耳。"由于"人之生也，全赖乎气，血脱而气不脱，虽危犹生。一线之气不绝，则血可徐生，复还其故"，故唐容川认为，止血之要"必以治病气为主"，"止血之法虽多，而总莫先于降气"。因"血证气盛火旺者，十居八九"，"唯泻火一法，除暴安良"，"亟夺其实，釜底抽薪"。其法宗张仲景，独取阳明，以泻心汤之类，泻火降气，急下存阴。他首推大黄之功力，认为"其妙全在大黄降气即以降血"，"凡属气逆于血分之中，致血有不和处，大黄之性，亦无不达。盖其药气最盛，故能克而制之，使气之逆者，不敢不顺。既速下降之势，又无遗留之邪"。

血证虽以实热证居多，但唐容川指出，"十中一二（指虚证、寒证），为之医者不可不知也"。如失血证见"喘促昏愦，神气不续，六脉细微虚浮散数"之脱证，"独参汤救护其气，使气不脱，则血不奔矣"。若"阳不摄阴，阴血因而走溢"，治以"甘草干姜汤主之"（《血证论·卷二·吐血》），以阳和而阴血内守。若瘀血不行而血不止，则采用血府逐瘀汤。至于气随血脱的危证，便非血药可治，而当以独参汤急救。此外，因于伤风者，宜小柴胡汤加味；因瘟疫伏热发攻者，用犀角地黄汤。

（2）消瘀法

消瘀法，是指祛除体内瘀滞之血的治法。早在《伤寒论》和《金匮要略》中，张仲景采用下法（方用抵当汤）和攻法（方选桃仁承气汤），治疗因蓄血而形成的便血证或称瘀血证，首开祛瘀止血之先河。其后，历代治血重视消瘀，大都宗法张仲景之说。正是基于前人有关瘀血的观点，唐容川提出消瘀为治血第二大法，并以花蕊石散为通治瘀血之主方。

在消瘀的同时，唐容川也十分重视审证求因和辨证施治。如属气血虚而血瘀者，采用圣愈汤加味；若属寒凝血滞者，则依据《素问·调经论》"血气者，喜温而恶寒，寒则泣而不能流，温则消而去之"之法，方宗张仲景柏叶汤或合四物汤以柔药调之，或合泻心汤反佐之。同时，他还独创性地提出，治瘀血须"分别部居，直探巢穴"，即依据瘀血留着的部位及其表现的症状特征，分别采取针对性的治法。

《血证论·卷二·吐血》指出，"其经脉中已动之血，有不能复还故道者"，是为瘀血；"凡有所瘀，莫不壅塞气道，阻滞生机""日久变证，未可预料，必亟为消除，以免后来诸患"。因而，唐容川运用消瘀之法，首先针对"瘀血着留在身，上下、内外又各有部分不同，分别部居，直探巢穴"等情况，随机应变，灵活治疗。

如血瘀上焦，胸、背、肩膊疼痛麻木、逆满等证，用血府逐瘀汤或人参泻肺汤加三七、郁金、荆芥，泻肺逐瘀；血瘀中焦，腹中胀满，腰胁疼痛，用甲己化土汤加桃仁、当归、姜黄，化瘀生血；血瘀下焦，腰以下及少腹痛，用芎归失笑散加减，伴大便秘结者，轻则用大黄，重则用桃仁承气汤、抵当汤，破血逐瘀；瘀血流注，四肢肿痛，用小调经汤加知母、茯苓、桑白皮、牛膝，化瘀消肿。

唐容川又以瘀血在经络脏腑间的病变，权衡其浅深轻重，分别其标本缓急，辨证论治。如气为血滞，聚而成瘀，以九气丸散气解血；"血积既久，亦能化为痰水"（《血证论·卷五·瘀血》），胶结成瘀，用抵当汤、下瘀血汤之类，活血逐瘀。瘀血乘肺攻心，病势危笃，药贵神速，方能化险为夷。以上所言，乃消瘀法之大略。

（3）宁血法

唐容川依据《内经》"急治其标，缓治其本"的原则，认为止血、消瘀虽已寓有宁血之义，但用药多峻猛，重在攻邪，属急则治标；宁血才是溯本求源，缓则治本之法。依据唐容川的观点，血证的发生，从根本而言，是由气血失和，冲气逆乱所致。即在病机上，唐容川根据《内经》"冲为气街""冲为血海"与"仲景治血以治冲为要"之理论，认为气升血逆是血证的一大关键。

唐容川认为，"吐既止，瘀既消……其血复潮动而吐者，乃血不安其经常"（《血证论·卷二·吐血》）；而"血之所以不安者，皆由气之不安故也，宁气即是宁血"。至于宁气，唐容川首推和法，认为和法"为血证第一良法。表则和其肺气，里则和其肝气，而尤照顾脾肾之气"（《血证论·卷一·用药宜忌论》）。唐容川还认为，冲脉属肝，丽于阳明，其本在肾，用和法就是调肝和胃，治冲宁血。

唐容川推崇小柴胡汤，认为其能够达表和里，通水津，撤邪火，升清降浊，左宜右有，加减得法，则尽其妙。或因相火怫郁，动血而吐蛔者，亦可用小柴胡汤加减，内调升降，外和出入，使气血和顺。

唐容川"将宁血旨意，重加发明，以尽其用"（《血证论·卷二·吐血》）方选张仲景麦门冬汤，《济生方》之四磨汤（亦取张仲景桂苓五味汤之意），降逆平冲为主，从而达到宁冲以宁血的目的。而且，其宁血之法，也时时恪守血证病因病机随证权变。如属外感风寒，荣卫不和者，用香苏饮加味；胃经遗热，气燥血伤者，用犀角地黄汤或白虎汤，轻证用甘露饮；肺燥喘逆者，用清燥救肺汤；肝经风火者，用逍遥散加味或当归龙荟丸；肾经阴虚，阳无所附者，用二加龙骨汤加味等。

（4）补虚法

在治血过程中，唐容川提出补虚为治血的收功之法，即用"封补滋养之法"，（《血证论·卷二·吐血》）以补其正，续其失。唐容川论补，又分五脏与阴阳。从阴阳而言，他根据朱丹溪之"阴血易亏而难成"及"阳常用余，阴常不足"之理论，认为补虚一法，当"补阳者十之二三，补阴者十之八九"（《血证论·卷二·吐血》），十分强调滋补阴血的重要性。在调治五脏之中，唐容川尤其重视补益肺、脾、肝三脏。他认为先补肺胃为要，且要先补肺。气能生血，气乃肺所主，故肺气虚弱，可引起血虚。若肺失宣发肃降，则血之生化乏源，同样也会导致血虚。他认为，吐血已止先要补肺，调养后天着重补脾，补血总要以补肝为要。他说："未有吐血而不伤肺气者也。故初吐必治肺，已止尤先要补肺。"（《血证论·卷二·吐血》）。肺有制节五脏六腑的作用，补肺则诸窍通调，五脏受益。常用辛字润肺膏，滋补肺中阴液，此为治足痿、肠燥的良剂。黄坤载设地魄汤，亦能补土生金，补金生水。唐容川对其补肺之法十分赞赏。此皆滋补肺阴，为失血必有之证治。此外，对于肺阳的培补也是唐容川治血证的一大特色。其立温补肺阳之法，用保元汤甘温除大热，使肺阳布护，阴翳自消。

唐容川提出，调养后天着重补脾，"脾主统血，运行上下，充周四体，且是后天，五脏皆受气于脾，故凡补剂，无不以脾为主"（《血证论·卷二·吐血》）。至于心脾肾的补法，亦各具有其特点。唐容川根据《温病条辨》"善治血者，不求之有形之血，而求之无形之气"，及《灵枢·决气》"中焦受气取汁，变化而赤是为血"等理论，在补血时提倡用人参养荣汤、当归补血汤之类以补气而生血，并把张仲景炙甘草汤视为"大补中焦"的"补血第一方"（《血证论·卷二·吐血》）。

唐容川提出，补血总以补肝为要。肝血虚者，用《太平惠民和剂局方》四物汤以调经补血；肝经气虚或肝血不畅，则加以辨证施治。"肝为藏血之脏，血所以运行周身者，赖冲、任、带三脉以管领之。而血海胞中，又血所转输归宿之所，肝则司主血海，冲、任、带三脉又肝所属，故补血者总以补肝为要。"（《血证论·卷二·吐血》）

唐容川认为，"邪之所凑，其正必虚，去血既多，阴无有不虚者矣。阴者阳之守，阴虚则阳无所附，久且阳随而亡，故又以补虚为收功之法"（《血证论·卷二·吐血》）。补虚之法，当在补血的同时，分别阴阳，辨别脏腑，而后补之。在运用补法过程中，唐容川提出瘀血未清者忌用补益。他说："如邪气不去而补之，是关门逐贼；瘀血未除而补之，是助贼为殃。"所以，"实证断不可用补虚之方，而虚证则不废实证诸方，恐其留邪为患也"（《血证论·卷二·吐血》）。亦即，补血法务须在邪清瘀消之后方可应用。

综观以上四法，均是围绕止血扶正这一目的而施用。四法之间，前后兼顾，互相关联，难以截然分开，止血往往兼用消瘀之药，消瘀又常寓有宁血之意，宁血又蕴有止血之用，补虚有时亦具有止血之功，临证当根据各种血证的不同情况而恰当运用。

4. 归纳用药宜忌

汗、吐、攻、和，为治疗杂病的常用治法。然而，唐容川认为，血证具有独特的病因病机，所以应该对上述四法区别对待使用。

（1）忌汗

唐容川师法张仲景，认为伤寒过汗伤津液，吐血既伤阴血，又伤水津，造成水血两伤。所以，《伤寒论》有衄家忌汗之戒律。吐血、咯血与衄血一样，都属于失血。如用发汗，则气即外泄。发泄不已，血随气溢而不可遏抑。所以，即使血证兼有表象，一般只采用和散，不得径用麻、桂、羌、独。发汗方法若用之得当，亦非全不可用。如系因外感失血，可尝试从外表散。但亦须敛、散两施。在处方中必须刻刻顾护汗液，严格遵守"血家忌汗"的原则。

（2）禁吐

失血的患者，往往是由于气机上逆而造成的。如果医者但见有痰涎而采用吐法，会加重气机上逆的病势，造成气上不止，血随气脱的严重后果。治疗这类失血的办法是"高者抑之"，即扭转气机上逆的态势，则血不上溢。具体的方法主要有降其肺气，顺其胃气，纳其肾气三种。通过逆转气机，气下则血下，血止而气亦平复。血家最忌动气，不但病时忌吐，即便是失血愈后，兼感杂证，亦不得轻用吐药。否则，往往因吐法用的时机不合，造成新的血证。知血证忌吐，则知降气止吐，便是治血之法。

（3）主下

下法能够折其上冲之气，唐容川十分推崇这种治法。因为，多数血证病机属于气盛火旺，血随气腾，势不可遏。针对这种情况，应该早用下法，以折其上炎之势。早在《伤寒论》中，张仲景对阳明证、少阴证便立有急下以存阴之法。因血证火气太盛，最容易导致亡阴。采用下法，正是釜底抽薪，劫阳救阴。此时用这种峻下攻法，堪比补益。需要注意的是，采用下法的具体时机。如果实邪久留，正气难支；或大便溏泄，因脾气先虚，当亟治其本，则不可使用峻下的方法。只可缓缓调停，纯用清润降利。

（4）宜和

《血证论·卷一·用药宜忌论》认为和法为"血证之第一良法"。在表则和其肺气，在里则和其肝气，而尤照顾脾肾之气。或补阴以和阳，或损阳以和阴，或逐瘀以和血，或泻水以和气，或补泻兼施，或寒热互用。许多妙义，未能尽举。总而言之，唐容川所论和法，乃是调其气血，和其阴阳，损其有余，补其不足，实属"以平为期"，中正平和之义。

（5）议补

唐容川认为"血家属虚劳"（《血证论·卷一·用药宜忌论》），应该采用"虚则补之"的治疗法则。但针对不同病因病机的血证，需要采用不同的补法。如外邪未尽而采用补法，就会闭门留寇。如瘀血未除而进补，便会是助邪为虐。在所有的补法中，当补脾者十之三四，当补肾者十之五六，当补阳者十之二三，当补阴者十之八九。另外，还有针对气随血脱的补气以摄血法，针对水冷火泛的引火归原法等。

5. 对血证预后的判断

作为一名合格的医生，应能够对病患的预后提前做出判断。不同医家对血证预后的判断，都有自己的认识。如清代高士宗在《医学真传》中，以吐血之多少辨别危重，明代孙一奎在《医旨绪余》中，以内伤和外感分轻重；清·周学霆在《三指禅》中以出血的部位辨别血证轻重。唐容川通过实践，认识到前人对辨别血证生死轻重尚有不足之处，提出考察病患预后，总的原则是"欲辨死生，惟明脉证"（《血证论·卷一·脉证死生论》）。并认为在此原则下，需要抓住以下几个方面：

（1）定血证之死生者，全在观气之平否

在气与血的相互关系中，应当是气主血随。《血证论·卷一·脉证死生论》指出："夫载气者，血也；而运血者，气也；人之生也，全赖乎气；血脱而气不脱，虽危犹生。一线之气不绝，则血可徐生，复还其故；血未伤而气先脱，虽安必死。"

（2）发热者难治

《血证论·卷一·脉证死生论》说："吐血而不发热者易愈，以荣虽病而卫不病，阳和则阴易守也。发热者难治，以血病气亦蒸，则交相为虐矣。"荣为血，卫为气；气血二者，以气为主；所以，卫不病者病易愈，血病气亦病者难治。

（3）上气咳逆为难治

气病不能归肾，是血证危重的征兆之一。"吐血而不咳逆者易愈，咳为气呛；血伤而气不呛，是肾中之水，能纳其气以归根，故易愈。若咳不止，是血伤火灼，肾水枯竭，无以含此真气，故上气咳逆为难治，再加喘促，则阳无所附矣。"（《血证论·卷一·脉证死生论》）

（4）大便溏则上越下脱，有死无生

大便不溏者，说明其生化之源尚健，故能犹有转机；可用滋阴之药，以养其阳。若大便溏，是中气下陷，土宫失守，气不摄血，血上越而气下脱，其病危重。

（5）脉数者难治

脉不数者易治，因为其气尚平。脉数者难治，因为其气太疾。浮大革数而无根者，虚阳无依；沉细涩数而不缓者，真阴损失。以上所述，皆为难治之证。若有一丝缓象，尚可挽回。若无缓象，或兼代散，便很难挽回了。凡此之类，均是阴血受伤而阳气无归，所以不治。若阴血伤，而阳气不浮越者，脉虽虚微迟弱，亦不难治。但用温补，无不回生。

总之，通过上述五种危证的描述。笔者认为，唐容川判断血证预后的主要依据是考察病患气血的状态，而又以气为主。这也从一个侧面，反映了唐容川"气主血随"的一贯思想。

（五）以十二经为百病纲领

在病证诊疗方面，唐容川主张以手足十二经作为百病的分类纲领，辨证求治。每经之下分为表里、寒热、虚实证候，随证潜方用药，并附方解，意在使理、法、方、药，一线贯穿。所附方剂较为丰富，常用古方与自制验方，交相辉映。方解说明，善以阴阳、气化、形色气味以发其理。以《六经方证中西通解·手太阳小肠经方证》具体内容为例，以窥一斑。

唐容川首先介绍了小肠的气化功能与结构。依据《素问·金匮真言论》云"小肠者，受盛之官，变化出焉"，唐容川认为"变""化""出"三个字具有很深的义蕴，但是自唐代以下，无人深入研究，"直以小肠为呆管一条，而不知其变化也"。唐容川以西方医学解剖为据进行了解释说："夫小肠上接胃下口，下接大肠，食物入胃，从胃入小肠，其小肠通体均有膏膜相连，西医谓之连网，《医林改错》名为鸡冠油。"此"油膜"即为《内经》中所指的"三焦"。唐容川说："（油膜）着于小肠之上，实当脐腹，是为中焦。《内经》中焦属脾，故脾即俗所谓连贴，生于油膜之上。脾之气化，全从油膜中透出，入于小肠，化食物之精液，盖附着小肠连网油膜，其中实有微丝血管，食物之精液，均从微丝血管吸入连网，达于各脏，化气化血，均从此出，此连网系中焦脾所属也。凡系连网之管，不能吸精化物，则责之于脾，是小肠之病，宜兼治脾。"从解剖上来看，小肠上口与胃相连，如果小肠不能化物，则胃中之饮食不得下降，因此小肠病又宜兼治胃。小肠下接大肠，如果大肠秘结，不能传送，则小肠亦受其累，故而小肠有病需要兼治大肠，方宜小承气汤之类。

唐容川认为，前人所说的小水不利归属于小肠，其因在于心移热于小肠，所以治宜清心。古有心与小肠相表里、自有移热之证治。但小肠主小便的原因，前人并未说明清楚。唐容川反对"小肠与膀胱相着，无相通之窍，全凭气化，故膀胱有下口无上口，而小水之所以入膀胱者，全赖小肠之气化，从无窍处化之使出"的说法。其指出小肠与膀胱通过"油膜"上的"微丝血管"相连通，进行水液代谢。从解剖学的角度来看，"小肠通体与连网油膜相着，连网油膜中之微丝血管，全与小肠相通。凡人饮食入于胃，即从胃而散，胃之通体，亦有微丝血管布散其水，由连网而下入膀胱，其散之未尽者，入于小肠。又有小肠之微丝血管，将水吸出，传入膀胱，故膀胱亦生于连网油膜之上，小肠膀胱交通之路，即油膜中之微丝血管是也……中国宋元以后之医，均不知小肠有微丝血管与各脏通，又不知膀胱上口，亦有微丝血管与油膜通，是以罔知小肠之治法也"。

小肠与肝胆的关联，也是源于其均与连网油膜相附，唐容川认为："肝胆之气汁，亦入于小肠以化食物。西医所谓食物入小肠，即有苦胆汁从连网微丝血管，入小肠以化之焉。此说虽创于西法，而实与《内经》相合。《内经》言肝主疏泄水谷，李东垣谓胆腑清阳不升，则水谷不化，亦即此理，故小肠病又须兼治肝胆经。"

心与小肠之所以能够相表里，是因为心外有络，络即油膜，油膜本身是相连通的，即"包络之油膜，循肺系散走胸膈，聚而为膻膈，又从膈膜会于脊以下，连肝胆而通于小肠，即鸡冠油。小肠之鸡冠油，与包络之油膜本同一物，但异其位耳，自相通故相表里"。

在理论阐释之后，唐容川以病性为纲，分别论述了表证与里证的辨证论治。

如小肠经表证，统于足太阳经。小肠与膀胱虽分手足，同名太阳经，所以治法大体相似，但也有其特异性。唐容川比较了膀胱和小肠的脏腑功能差异，认为"膀胱、小肠有水火之殊，故同名而异位，膀胱为水府，小肠为火府。以气血论，膀胱主气，小肠主血。主气者，由下而上行，故达于外则为汗，膀胱经所以司肤表也；主血者，由上而下行，故达于下则为溺，小肠经所以亦司小便也。然而水火互为功用，是以小肠司小便，而膀胱未常无责；膀胱主出汗，而小肠亦非无关"。一般认为"汗为心之液"，血出肤表，亦为红汗。心脏藏血而不泻，之所以能够主汗，是因为小肠之经为心之府，从小肠能够发泄。因此，汗为膀胱与小肠共同所司。小肠可以宣心火，火能宣发，则膀胱之水气蒸腾为汗，小肠与膀胱均系太阳经，所以其气化均从"油膜"透出肌肉。从临床用药来分析，虽然仲景桂枝汤是膀胱经解肌发汗之药，但是也可为小肠经主方。唐容川解释了小肠经表证用药的原理，他说："缘小肠与脾之油膜相连，又心府，是以用桂枝入心以温散，使之外达，又用姜、枣、甘草入脾以扶拓，用之外出。但皮毛一层，总膀胱所属，故凡表证，皆属之膀胱也。"小肠经表证也有其特异性。如红汗症属血分专属小肠，治宜当归六黄汤、龙骨丹皮汤、地肤子散。再如痢疾，亦有发热的兼证，分两类治法。其一，太阳之表邪入于肠中，表现为先发寒热而后下痢，宜兼治其表，一般用人参败毒散或香薷清痢饮、荆防化滞汤；表现为先下痢后发寒热，为肠胃之邪，遏郁不得处达，宜重治其里，兼治其表，香薷大黄汤、小柴胡加芒硝汤、烧葛散。

小肠经里证，须分寒、热、实证。如寒证。小肠能够泌别清浊，全赖脾阳与脾气的功能正常，唐容川认为："小肠与脾，皆居于脐上、大腹之间，脾之油膜，与小肠相连，小肠中物，所以能化者，全赖脾阳熏之。而脾之油膜中，又有微丝管与小肠通，食物之精液，全从微丝管吸入油膜，以奉养周身，而其糟粕乃传入于大肠。"因此，脾寒即小肠寒，小肠寒而不能化物，常可见到飧泄，滑利等证，食入不化，大便白色溏泄，或食久仍然吐出，完谷不化，治宜附子理中汤、益黄散、五味异功散、补脾汤、正元丹。人饮水后，如水入小肠，则肠中鸣而作泻，缘于三焦之膜膈不能行水，脾之膏油不能利水，法当小肠与脾兼治，方以五苓散、胃苓汤、木香槟榔散、芫花散等。肝胆阳气对于小肠化物的功能也有重要影响，唐容川说："小肠之油膜，又与肝相连，小肠所以化物者，又赖肝胆之清阳，有以疏泄之，肝胆之气，即从油膜中达入小肠也。故《内经》言：'食气入胃，散精于肝。'设肝之阳不达，则小肠亦不能化物，遂生飧泄。"治宜升阳顺气汤、建中汤、吴茱萸汤；如果症见"朝食暮吐，腹胀肠鸣，治宜吴茱萸汤、桂枝加白术附子汤、近效白术散等"。

又如热证。心遗热于小肠，临床常见小便不清、心烦、舌疮、淋沥、血淋等证，宜用导赤散、栀子前仁饮、大山栀仁汤。心与小肠相表里，故心能遗热于小肠。表里二字，《内经》借此以指脏腑实有相连缀处，如衿衣之一表一里，相为连缀。唐容川认为心与小肠从位置上来看相隔悬绝，之所以称为相表里，其连缀之处正在三焦，他说："心与小肠交通之路，全在油膜中也，心之油膜是包络，包络之油络着于脊，循腔子而为胸前之大膈，故从膈而着于脊下，连肝系、肾系以为连网，着于小肠，即鸡冠油也。鸡冠油中，更有微丝血管通于小肠之间，心之遗热入小肠者，即从包络油膜中，历膈下连网，以入于小肠。心与小肠交互其热，则连网受病，连网为三焦，所以行水也，故心遗热与小肠，则小便不清，其象如此。又凡心遗热于小肠而发痢疾者，则便脓血。心主血脉，血脉溢于肠中，小便又不化，故痢为红白色，宜芍药汤、芩连丹皮汤。"脾经湿热会影响小肠的传化，因

"连网之膏油系脾所属，故脾经湿热郁蒸，亦从微丝血管入小肠，而下痢红白，或下胶垢，法宜清脾，用涤脾饮、初起煎、加减煎、补理煎"。肝胆与小肠的疏泄功能密切相关，即"肝胆之气汁，亦从连网中微丝血管，以入肠中化消食物，肝胆之火，亦能入肠为痢。肝主疏泄，凡是迫注逼胀，皆肝气也，治宜调肝，以龙胆泻肝汤、和肝化滞汤、升阳清胆汤、白头翁汤。肝火下注，小便亦不清，宜龙胆泻肝汤、仁人白芍饮"。

限于篇幅，虚证、实证不一一枚举，读者可参考《六经方证中西通解》相关章节。

（六）阐微本草药性

唐容川对本草药性的认识，源于传统文化中阴阳太极变化之理及气化学说。以此为基础，唐容川具体阐发了辨别药性的思路与方法。认为形态色泽、四气五味、药用部位、生长环境、采摘季节等因素，决定了药物之功效。指出："论药者，或以地论，或以时论，或但以气味论，各就其偏重者以为主，而药之真性自明。"（《本草问答·卷上》）。

与明·刘若金《本草述》、明·卢之颐《本草乘雅半偈》、清·张志聪《本草崇原》等本草药性著作不同的是，唐容川所著《本草问答》特点在于：①注重辨析药物相互之间的功效差异，进而阐述药性；②从药物在不同组方配伍中的功效，阐述其药性特点。在临证实用方面，唐容川的用药经验较之以往著作，也确有便于应用之处。基于《本草问答》内容，现从以下从五个方面，对唐容川本草理论进行阐述。

1. 本草治病之理

药物为什么能够之病？如明·王肯堂说："草木得气之偏，人得气之全，偏则病矣。以彼之偏，补我之偏，医药所由起也。"（《郁冈斋笔麈·卷上·读本草法》）又如清·徐灵胎说："盖人者得天地之和气以生，其气血之性，肖乎天地，故以物性之偏者投之，而亦无不应也。"（《神农本草经百种

录·上品·菖蒲》注）

《本草问答》开篇，首先也回答了这个问题。其云："天地只此阴阳二气，流行而成五运，金木水火土为五运，对待而为六气，风寒温燥火热是也。人生本天亲地，即秉天地之五运六气，以生五脏六腑。凡物虽与人异，然莫不本天地之一气以生，特物得一气之偏，人得天地之气全耳。设人身之气偏胜偏衰则生疾病，又借药物一气之偏以调吾身之盛衰，而使归于和平则无病矣。盖假物之阴阳以变化人身之阴阳也。"唐容川认为，天地形成的五运六气，化生人体五脏六腑。万物生于阴阳，人禀受天地之全气，而本草只得一气之偏。疾病的产生是由于人体阴阳气化出现偏胜偏衰，所谓"偏阴偏阳谓之病"。药物就是补偏救弊，来调节人体脏腑经络气化失常的偏颇状态，促进阴阳平和。这一观点，是中医治疗基本的依据，唐容川阐述得更加细致。

2. 辨识药性

药性如何形成、如何辨识？古人亦有论述。如明·王肯堂说："读本草者，验其味，察其气，观其色，考其以何时苗，以何时华，以何时实，以何时萎，则知其禀何气而生。"（《郁冈斋笔麈·卷上·读本草法》）清·徐灵胎亦说："凡药之用，或取其气，或取其味，或取其色，或取其形，或取其质，或取其性情，或取其所生之时，或取其所成之地，各以其偏胜，而即资之疗疾。故能补偏救弊，调和脏腑。"（《神农本草经百种录·上品·丹砂》注）唐容川继承了前人的研究成果，认为"中国经神农尝药，定出形色气味，主治脏腑百病"。所谓"形"指的是药物的形状、质地、药用部位等因素，"色"指药物的颜色、色泽等因素，"气"是指寒热温凉四气，"味"是指酸苦甘辛咸五味。

这一认识的依据，是《内经》所说的天地自然之气化生四气五味的基本原理。如《素问·六节藏象论》云："天食人以五气，地食人以五味。"唐容川基于古人对药物形色气味的精辟论述，指出"夫辨药之形色气味，正以考其性也，果得其性，而形色气味之理已赅。故凡辨药，先须辨性"。气主生，味主成。气味皆有阴阳，故阴阳为气味之本。性是气所养成，故唐容川云："原其所由生而成此性也。秉阳之气而生者其性阳，秉阴之气而生者其性阴。或秉阴中之阳，或秉阳中之阴，总视其生成，以为区别盖必原一。物之终始与乎形色气味之差分，而后能定其性矣。"可见，唐容川主张药性是认识本草临床效用的基本依据。

（1）药性辨识

1）时间

时间因素与药性的良莠有着直接的关系。很多药物的命名都含有时间的标签。药物以时间命名，说明该药秉时之气特厚，《内经》即有"司岁备物"的说法。唐容川以时名药，认为药物具有"时间"属性，可以治疗人体相应的疾病。

如夏枯草得水生木之气而生，至夏当火令主时，木化火后，则木本身变为枯炭，即已退木气之火气，火气退而枯，其性专能入肝胆之经以退火。凡高血压、瘰疬、目昏涩等证，皆由肝胆之经火邪壅盛结经络窍目所成，故皆能治疗。

又如款冬花生于冬月冰雪之中，叶青翠而紫，花由根抽茎而生黄色头状花，老则变为黄紫色，味辛甘气温，因其能耐冰雪之寒，故气温。黄色与甘味，皆脾之正味正色；辛者金味入肺，花又在根上，故能入肾温肾阳；中能燥脾湿以去生痰之源；上能引肺气下行而归根，专治因寒而生之咳嗽痰喘。

2）地域

地域不同，气候、土壤均有所差异，生长于此的动植物都具备一定的地域特征，中药也不例外。例如，人参生于北方，北方属水，于卦为坎，坎卦外阴而内阳，又生于树林阴湿之地，秉寒水阴湿润泽之气，故味苦甘而有液汁；发之为三桠五叶，其形态是阳数，为阴生阳，故人参于甘苦之中，饶有一番生阳之气。唐容川指出："人身之元气，由肾水中以上达于肺，生于阴而出于阳。与人参由阴生阳，同一理也。所以人参大能化气，气化而上，出于口鼻，即是津液。"这样，人参补气属阳、生津属阴的特性就解释清楚了。药物受天地之气化而生而成，故其所秉之性，即天地阴阳之气。相较于人参的产地和特性，朱砂的药性就存在明显差异。水为阴，但为天阳所生，故阴中含阳，于卦为坎，人参生于北方，正得此气而成。朱砂色红，内含水银，生于南方；南方属火，火为地气所生；火属阳，地气属阴，阳抱阴，正属离卦；朱砂色红属火，内阴属水，正合离卦之义。得水气而生者，能补水中之阳；化水补气得火气而生者，能补火中之阴，故养血安神。唐容川总结说："人参秉水中之阳而补气，朱砂秉火中之阴而养血，一生北方，一生南方，就此二物，便知南北水火阴阳血气之理矣。夫南北水火，虽非截然，究之各有所属，故北方属水，多生气分之药，如黄芪是也；南方属火，多生血分之药，又如肉桂是也。"同类的药物如黄芪、肉桂等，也可以依此类推。

除了实际的地域因素之外，地域的气化特点也能够影响药物的性能。如张伯龙问："黄芪或生汉中，或生甘肃，或生山西，或生北口外，今统以北方立论，有理否？"唐容川认为，从产地来看汉中、甘肃、山西、北口等地不属于绝对的北方，但是各地均具备"北方水中之阳气"的特征，尤以黄芪产于北口能够"得气之优"。他说："盖天地之阳气，均由土下黄泉之水中透出于地面。上于天为云雾，着于物为雨露，交于人为呼吸，只此水中之气而已。人身之阳气，则由肾与膀胱气海中发出，上循三焦油膜以达于肺，而为呼吸布于皮毛，而为卫气，亦只此水中之气而已矣。水在五行，以北方为盛，故补气之药，皆以北方产者为良。汉中、甘肃所产黄芪，根体多实，气不盛而孔道少；山西所产，体略虚松，犹不及北口外所产者。其体极松，以内中行水气之孔道更大，故知其气为更盛。盖黄芪根长数尺，深入土中，吸引土下黄泉之水以上生其苗叶。气即水也，引水即是引气，根中虚松窍大者，所引水气极多，故气盛而补气。"

不同地域皆有所产，南方未尝不产北药，北方未必不产南药，但由于地域不同，在药性形成条件方面具有很大差异，故所产药物质劣效差，不属于地道药材。如青礞石，以产广东者为佳，中带白点，青入肝白入肺，石为金类，药性则平肝行痰，使痰受重坠之性而下行。若化红皮即广东所产之橘子皮，又称"广皮"，行气解郁之功，远胜他处所产者。荔枝核，散肝气之结核，故治疝气，广东产者，力优而雄健。统观以上三药，皆以广东产者，得东方木气最厚，同气相引，入肝散气行气。其他如"川贝、石膏、桑白皮等，皆秉西方金气而生，或利肺降痰；或清金去热，皆以西方产者，为得金气之清，故此等药，以川西产者为佳。至于李用东行根，石榴用东向者，皆取得木气也。侧柏叶皆西指，取用必取西枝，只是取得其金气耳"。

同一地域出产中药的药性，还得参考种类、形色等因素，综合分析判断才能确定。以地黄、山药为例，"如河南居天下之中，则产地黄，人见地黄黑色，不知未经蒸晒，其色本黄。河南平原，土厚水深，故地得中央湿土之气而生，内含润泽，土之湿也，人徒见地黄蒸成色黑，为能滋肾之阴，而不知其实滋脾阴，脾阴足则肝肾自受其灌溉。山药以河南产者为佳，味甘有液，是得土湿之气，功专补脾，亦补脾之阴也，惟山药色白，则得土中之金气，故补脾而兼益肺。地黄能变黑色，实得土中之水气，故润脾而兼滋肾。虽同产一地，而有种类形色之不同，故功亦略异"。河南为华夏之中央，主土湿之气。湿为阴，故滋阴者必以脾土为主，脾为太阴、至阴，至阴是阴之最甚者，故地黄、山药以河南产者为上品，因其得土湿之气最全。地黄生黄久变黑多汁，滋脾阴而灌肾阴；山药色白味甘多汁，白入肺，甘入脾，多汁入肾，对脾、肾、肺三脏之阴皆补，既是滋补食品，又是良药。

唐容川还论述了药物的生成，也有不限于地域的特殊情况。张伯龙问："甘草入脾，何以生于甘肃；白术正补脾土，何以不生于河南，而生于浙江？"唐容川回答说："此正五行之理，不得截然分界，况土旺于四季，是四方皆有土气，必其地饶有土脉，故生白术，内含甘润之油质，可以滋脾之阴外发辛香之温性，可以达脾之阳。取温润则用浙产者，以其油厚也；取温燥则用产者，以其较烈也。甘草味正甘入脾胃，守而不走，补中气，和诸药。虽不生于河南中州，而生于极西之甘肃，亦由甘肃地土敦厚，故生甘草，根深至四五尺，与黄芪无异。但黄芪中空属气分，是得水中气；甘草中实，纯得土气之厚，故深长且实也，虽生于西，而实得中土之气。总之，五行之理，分则各别方隅，合则同一太极。"白术以於术为佳，产于浙江於潜，又称"云头术"，肥润多脂，味苦甘微辛，气温，为补脾燥湿之良药。如按地域论，得土气厚者应产于河南，而河南并非不产白术，以其所产者质量次于浙江、安徽。又歙产者，称狗头术，脂少而气味较浙产为烈，用以燥湿则胜于浙产者，若以之补脾则不如浙产者，但两者皆以补脾阳为主，几乎没有滋脾阴之力。道地白术不产于中央河南，而产于东南安徽、浙江，是因为河南属土湿之气充足，脾主湿，与地之中央相一致，而河南所产之地黄、山药皆较他地产者肥大而多汁，正是脾土之性，以之补脾阴，正是补脾之正气。白术乃苦甘微辛，质乃干燥，中含油润之性，气香而温。白术之苦，正得南方火味，苦而不甚，火就燥，正好燥湿甘归脾，是土气所生，正好入脾补脾；辛乃金之味，正好制木扶脾，辛主散，正好散湿气之多余；油润既可滋脾，又可涤水以除湿，气香可以醒脾，气温可以温脾除湿。白术是补脾阳以燥湿之药物，所以不能产于河南；河南产者土湿多，起不到补脾阳之作用。浙江、安徽处东南之地，正能得此诸气以生白术，同时白术以冬收者最佳，称冬术，因经秋金之气全，故辛味较大，辛又主润，故冬术油润多而为白术中之最上品。

同理，甘肃所产之甘草为上品，陕西、山西、河南产者次之。甘肃为中国之极西，土气远不如中央河南。甘草味正甘而气平，本得土之正味正气，是补脾胃之正药，土又主缓，正可缓解诸毒药之毒性，但其质硬无孔窍，内少水汁，河南产者疏松多汁，故为次品。甘肃虽西方，但甘乃土之味，其上质优于他地，故所生之甘草能得正味。肃乃金之别称，甘草得到金之肃杀之气而成，故又秉金之气而体结实，生与成既得正气又得旺气，故列为甘草中之上品。河南则缺乏此旺气以成全甘草，故质地疏松，列为次品。同时甘草既补脾阳，又补脾阴。甘草与辛味之药化合则补阳而发散，与酸味之药化合则滋阴而生津，被誉为药中"国老"。

3）部位

药用植物的不同部位，具有特殊的作用特点，是中医临床辨识和运用药性的重要依据。一般来看，凡根性多升，果实多降，茎干多和，枝叶多散。唐容川强调说："根主上生，故性升；子主下垂，故性降；茎身居中，能升能降，故性和；枝叶在旁，主宣发，故性散。然每一药性，或重在根，或重在实，或重在茎，或重在枝叶。各就其性之所重，以为药之专长，未可泛泛议论也。"言下之意，药用部位只是参考因素之一，还需要结合形色气味特性综合判断。

① 根

以升麻、葛根、黄芪三味药为例，唐容川通过对药物根的形状、走向、质地等分析，对其主治特点加以阐述，"根之性多升，又须视其形色气味，皆专重于根者，则专取其根用之。

如升麻，其根大于苗，则根之得气厚，故专取其根。又其根中多孔窍，是吸引水气，以上达苗叶之孔道也，故其性主上升气味辛甘，又是上升之气味，合形味论性，皆主于升，故名升麻，是为升发上行之专药。

又如葛根，其根最深，吸引土中之水气，以上达于藤蔓，故能升津液，又能升散太阳、阳明二经，取其升达藤蔓之义，葛根藤极长，而太阳之经脉亦极长，葛根引土下之水气以达藤蔓，太阳引膀胱水中之阳气以达经脉，其理相同。故葛根能治太阳之痉，助太阳经由膀胱水中而达其气于外也；根色纯白属金，又能吸水气上升，是金水相生之物；又能引津气，以治阳明之燥。葛根与升麻不同，葛根根实，故升津而不升气；升麻根空，有孔道以行气，故升气而不升津。

黄芪亦根中虚松有孔道，惟升麻味不厚，故升而不补；黄芪味厚，故升而能补也。黄芪根深长至数尺，取芪者不用锄掘，力拔出土，此其根无旁枝也，据此则知其性直达，又其根内虚松能通水气，直引土下黄泉之水气，以上达苗叶，故能升达人身之元气，以充发于上、达于表。人身之元气生于肾，出于膀胱之水中，循气海之膜网而上达胸膈，以至于肺，充于皮毛。黄芪内虚松通达，象人膜网，能引土下黄泉之水气，以上贯苗叶，象人元气，由肾达肺以至表，故黄芪能升达元气，托里达表"。

根部入药的药物作用也并非均主升，但也有特例，如牛膝。唐容川再次强调了辨识药性过程中把握气味形色的重要性，认为"所谓根升者，必其气味形色，皆具升性，乃能上达。若牛膝等，根既坚实，而形不空，则无升达之孔道，味既苦泻，而气不发，则无升发之力，且其气味既降，而根又深入，是又引气归根以下达，与升麻等之上行者，义正相反，理可对勘而知也"。牛膝味苦酸，性平气不烈。从形态上来看，根细而坚实，虽是草根却有木心，根长数寸至二三尺不等，不见孔窍。其味是阴降之味，形质坚实无空，皆主降性。与葛根相比，根虽然坚实相似，但葛根之根粗大，比牛膝却疏松，而其味甘辛，能引水津上行，故主升；牛膝味苦酸，味主降而收至根底，能够引气归根以下行。

②　实

草木之实，性皆主降。这是因为"物下极则反上；物上极则反下。草木上生果实，为已极矣，故返而下行；实核之性，在于内敛，故降而兼收……果实仁核之主收降，其大端也，亦有须合形色气味论之，方为确当"。草木之果实已成而熟透，必然下落；实核在内，外有皮壳保护，故主内敛，定其性为降而兼收。此外，唐容川指出果实入药者并非皆主降下，其以苍耳子、蔓荆子、花椒、橘红等药为例详加辨析说："苍耳有芒而体轻松，蔓荆子味辛而气发散。故皆有升性，亦核实中之变格也。至于花椒、橘红，气味辛温，故能升散，然此二物，仍能降气，且皆皮壳也，故益有升性。至于椒之目，能止自汗；橘之核，能治疝气，则纯于下降，而不升发。盖同是果实，又有皮肉、仁核之分，皮肉在外，容有升散之理；仁核在内，则专主收降，断无升散。是以牵牛子、车前子，皆兼降利；荔枝核、山楂核，皆主降散；白蔻仁、西砂仁，味虽辛，而究在温中以降气；柏子仁、酸枣仁，功虽补，而要在润心以降火。至于杏仁之降气；桃仁之降血，又其显焉者也。"旨在说明果实有升散者，其性全在形色气味质上求之，而果实之核仁在果实之中，性主收敛下降。

③　茎、身

茎身居于根梢之间，其位置不上不下，大都具有和的作用。但是部分药物也有升降的偏性。这是什么原因？唐容川以藿香、紫苏、竹茹、松节、白通草、苇茎、荷茎、葱白、木通、苏木、秦皮、棕榈皮、血竭、乳香、杜仲等15种药物为例，解释说："藿香身、紫苏身，气味和平，所以专主和气。藿香味甘，则和脾胃之气；紫苏味辛，则和肝肺之气，可升可降，皆以其为草木之身茎故也。竹茹象周身之筋脉，则能和筋脉；松节象人身之骨节，则能和骨节；白通草象人身之膜油，故能通达膜油，上可通乳，下可通小便，皆是茎身主和，可升可降，各从其类之义。至于苇茎，中空而直上，且其味淡，故属气分，功专于升，《金匮》用以吐肺中之脓，正取直上透达之义；荷茎中空，而气味淡，从水底而上出于水，故能升达清阳之气；葱白中空，而气味烈，则兼发散。此皆茎也，气味皆轻清，故皆主升。他如木通茎亦通透，然系藤蔓，形与一茎直上者不同，且味苦泄，故主下降而通利小便。苏木者，木之身也，色红味咸，象人身周身之血，故主于行血。秦皮者，木之皮也，象人身之皮，味苦兼降湿热，故仲景用治皮肤发黄之证。棕皮丝毛如织，象人身脉络，味涩能收降，故用治吐血衄血，以降脉络之血。血竭、乳香，树身之脂，象人身之脓血，故治人身疮脓等病。杜仲柔韧，象人身筋膜，色紫黑，味纯厚，故入肝肾，以强人身之筋骨。凡此之类，岂能尽举，或升或降或补或和，各别其气味形质而细分之，则用之自然中肯。"此类药很多，不胜枚举，或升或降，或和或补，均要抓住气味形色质而细别之，则可得药性之真，胸有成竹，用之自然中其肯綮。

④ 枝叶

枝、叶、花属一类，均具有发散之象。如吴鞠通说："凡叶皆散，花胜于叶；凡枝皆走络，须胜于枝。"（《温病条辨·卷六·解儿难·草木各得一太极论》）又如《士谔医话》亦说："诸花、诸叶皆散，菊花、金银花、竹叶、荷叶、桑叶即其例也。"唐容川认为："花即赅枝叶类也。枝叶主散，故花之性，亦多主散。"

花具有上行作用，治头目之风邪为主，随气血流行，而兼治其他。"凡花多散头目之邪，头目居上，而花居茎梢之上，气更轻扬，故多归头目，而散其邪也。甘菊花气香味平，散头目之风邪；金银花，散阳明头目之风热；辛夷花散脑鼻内之风寒；密蒙花散眼内之风邪。总见花在梢上，故上行头目。"

草木之叶四散，遇风则来回飘荡，多得风气，以风治风，性多主散，即《周易》说"风主散之"之义。"若夫叶在四旁,则主四散,散去周身皮肉内之风寒。竹叶能清肌肉中之热,仲景竹叶石膏降汤,正取竹叶之散也;菊叶为治疮要药,亦因其性散,去肌肉中之风邪也;叶亦然,但菊叶小而多尖椏,故主散疮,叶大有毛,性专重在叶,专得风气,故古有膏,主去周身之风;荷叶能散皮肤之热;桃叶能散血分之寒热;苏叶能散气分之寒热。"

枝多作用四肢,"凡枝多横行,故主四散,及达四肢。紫苏旁枝,散胁肋之结气;桂枝行四肢;桑枝、桃枝、槐枝,皆行四肢,皆取横行四达之象。"

⑤ 其他部位

除了上述几个大的方面,在药物选用方面,有用根用苗、用首用尾、用节用芽、用刺用皮、用心用汁、用筋用瓤等不同,其中的原因何在呢?唐容川说:"此无他意,只取药力专注处,以与病相得而已。"其对这 12 种用药部位与形质之差异,论述精当。基本思想是,用药之部位与形质与人身之部位形质、与病机之部位与形质相吻合而治之,效可必然。唐容川以麻黄等 37 种药物为例,解析颇为深入。

用根用苗,如"麻黄必用苗,以其苗细长中空,象人毛孔,而气又轻扬,故能发汗,直走皮毛;亦有用麻黄根者,则以其根坚实而味涩,故能止汗。苗空则通,根实则塞,亦阴阳通塞互换之理。常山用苗,取其上透膜膈,以导痰上出。商陆用根,取其内透膈膜,以导水下行。用苗者则升,用根者则降,升降异用,亦各从其类也"。

用首用尾,如"当归有用首尾之别,首之性升,故主生血尾之性降,故主行血。地榆有用首尾之别,首之气味厚,故行血更有力;尾之药味薄,故行血之力轻"。

用节者,如"松节治人之骨节;牛膝其节如膝,能利膝胫,以其形似也；藕节中通，能行水，故用以行血分之湿热，而能清瘀血藕在水中，节又结束而极细，其中仍能通水气，用治淋症尤宜，淋是水窍通而不通，藕节在水中不通而通，且色能回紫变红，又入血分，以治淋症尤宜"。

用芽者，取其发泄。如"麦本不疏利，而发芽则其气透达，疏泄水谷，以利肝气。谷本不能行滞，因发为芽，则其疏土，而消米谷。黄豆发芽，则能达脾胃之气，故仲景薯蓣丸用之以补脾。赤小豆发芽，则能透达脓血，故仲景赤豆当归散用之以排脓"。

用刺有两义，攻破降利。如皂角刺、白棘刺"二物锐长，故主攻破"。"设刺不锐而钩曲，刺不长而细软，则不破利而和散，能息风治筋，钩藤刺、红毛五加皮、白蒺藜之类是也。盖勾芒为风之神，物秉之而生勾刺芒角，故皆能和肝，以息风治筋也。"

用皮者，以皮治皮之义。如"姜皮、茯苓皮、橘皮、桑皮、槟榔皮，皆能治皮肿……橘皮、腹皮，形圆而色有似人腹之象，故二物又治人大腹之气，皆取其象也"。

用心者，取其以心入心之义。如"桂心，以心温心气；茯神木，用以安心神；莲子心，用以清心火；竹叶心，亦能清心火。是皆以心入心之义"。

用汁者，"或取象于人之水津，如姜汁、竹沥以去痰饮，从水津之治也；或取象人身之血液，如藕汁、桃胶，以清瘀血，从血液治之也"。

用筋者，"如续断多筋，故续绝伤；秦艽肌纹，左右交缠，故治左右偏风，筋脉疼痛之证；杜仲内有筋膜，人身之骨连于筋，筋连于膜，杜仲之筋膜，能伸能缩，极其坚韧，故能坚人之筋骨。竹茹象筋脉，则清脉络之热以和血；橘络、瓜蒌，皆能治胸膈间之结气。取橘之筋络、蒌之膜，有似人胸中之膈膜，故治之也"。

通观金元之后的药性理论发展里程，唐容川关于药用部位及其主治特点的论述，具有重要贡献。

4）五味

中医临床选取药物治疗疾病，最为重要的依据就是药物的气味。气即寒热温凉四性，味即酸苦甘辛咸五味。根据五行学说，五味各自具有不同的特性，能够直入相应的脏腑。唐容川对药物的五味有着自己的独到见解。

① 甘味

具有甘味的药物，主要入脾经，又有兼入其他四脏的情况，在具体选择和运用药物的时候，如何加以分析呢？唐容川说："得甘之味者，正入脾经，若兼苦、兼酸、兼咸、兼辛，则甘之间味也，故兼入四脏。"由于五味和五脏具有对应关系，单纯甘味的药物只入脾经，如果兼具其他四味，就会兼入其他脏腑。唐容川进一步举甘草、黄精、白术、苍术、黄芪、茅莒、莲子、芡实、薏苡仁、茯苓、赤石脂、禹余粮、龙眼、使君子、黄牛肉、羊肉、猪肉、人乳、甘松、木香、大枣、梨、荔枝等 23 种药物为例，进行阐释。"甘草纯甘，能补脾之阴；能益胃之阳，或生用，或熟用，或以和百药，固无不宜。黄精味甘而多汁，正补脾土之湿。山药色白带酸，故补脾而兼入肝肺。白术甘而苦温，故补脾温土、和肝气以伸脾气也。苍术甘而苦燥，故燥胃去湿。黄芪味甘而气盛，故补气。茅莒味甘而有汁，故生津。莲米味甘带涩，其气清香，得水土之气，故补土以涩精止利。芡实甘味少而涩性多，得土泽之味少，得金收之性多，且生水中是属肾之果也，故用以收涩肾经，及止泻利。苡仁亦生水中，而味极淡，则不补又不涩，则纯于渗利。茯苓亦然，皆以其淡且不涩也。赤石脂黏涩又味甘，则能填补止泻利。禹余粮是石谷中之土质，甘而微，甘能补正以止利；咸能入肾以涩精，皆取其甘，亦用其涩。若不涩而纯甘，如龙眼则归脾，又产炎州，得夏令火气而生，以火生土，故补心兼补脾。使君子仁甘能补脾，而又能杀疳虫者，因气兼香臭，有温烈之性，故服此忌食热茶，犯之即泄；与巴豆之饮热则泻，其意略同。以畜物论，黄牛肉甘温，大补脾胃；羊肉虽甘，而有膻气，得木之温，故补脾兼补肝；猪肉虽甘而兼咸味，得水土之寒性矣，故能滋脾润肾。人乳味甘，本饮食之汁，得肺胃之气化而成，故能润养胃，滋生血液，补脾之阴，无逾于此。甘松味甘而香烈，故主理脾之气。木香之理气，以其香气归脾，而味兼微辛，又得木气之温，力能疏土；且木香茎五、枝五、叶五、节五，皆合脾土之数，故能理脾也。以诸果论，大枣皮红肉黄，皮辛肉甘，得以火生土之性，故纯于补脾胃；梨味甘而含水津，故润脾肺；荔枝生东南，味甘酸，故归脾与肝而温补。总之，甘味皆入脾，又审其所兼一味，以兼入别脏，则主治可得而详矣。"味乃经口尝之得来，气乃经鼻嗅之得来，形色乃经眼察之得来。凡味甘者皆入脾，再辨其兼味、兼气，则兼入别脏。气之香者皆入脾、醒脾、理气、辟秽恶，故凡香甜味美之物，食之令人胃汁增加，胃气畅达，消化力强，多进食，其理在此。

② 苦味

五味中的苦味，对应五行之火。按照酸入肝木的规律，苦味入心，能够补火。然而这一推论与临床用药实践的结果，恰恰相反，苦味非但不补火，反而能泻火。这是什么原因呢？唐容川借助卦象阳中含阴的特点加以解释，说："物极则复，阳极阴生。以卦体论，离火之中爻，阴也，是离中含坎水之象。凡药得火味者，亦即中含水性而能降火，此正水火互根之至理。"物极则反，阳极生阴。苦为火之余味，因物被火烧后，皆发焦苦之气味，实则苦乃火之退气，即能退火之气，所以苦味可以入心与血脉泻其火，此即苦味不补火之理，能泻火之理亦在此。火就燥，故凡苦味之药，又有燥湿热之功。

唐容川还以黄连、栀子、连翘、莲子（莲心）、黄芩、龙胆草、胡黄连、大黄等药物为例，进一步说明。"黄连之味正苦，故正入心经以泻火。

栀子味苦象心包，故泻心包之火。连翘亦象心包，而质轻扬，味微苦，则轻清上达，清心与上焦头目之火。莲子象心，而莲心又在其中，味又极苦，有似离中阴爻，用以清心中之火，最为相合。黄芩味苦，中多虚空，有孔道，人身惟三焦是行水之孔道，主相火；黄芩中空有孔入三焦，而味又苦，故主清相火。胆草、胡黄连味苦而坚涩，兼水木之性，故皆泻肝胆之木火。惟胆草根多而深细，故泻火并兼降利；胡黄连则守而不走，实宜细别。大黄味苦，形大而气烈，故走脾胃，下火更速。"通过文字可以发现，唐容川在辨识药性的时候，五味只是其中一种认知途径，尚需结合药物的形、质、部位等辅助说明其功用差别。

③ 辛味

五味中的辛味，对应五行之金。按照金主秋收的规律，辛味应当具有收敛的功效，但《素问·脏气法时论》认为辛味具有"开腠理，致津液，通气"的作用。这是又是什么原因呢？唐容川解释说："凡药气味，有体有用，相反而实相成，故得金之味者，皆得木之气，木气上达，所以辛味不主收而主散。木气之温能去寒，木气之散能去闭。"意即金为秋令，故金性主收。但药之生，本于气；药之成本于味。药物之体为木，而得金收之气，从金之化，此即体、用两端。木之本性不变，乃春和之气，故主温，木主枝叶条达，四散披离，所以辛味之药主升主散，皆其性如此。笔者认为，此处大可不必再套用五行之理，强为之解。只需遵从临床事实，说清楚规律即可。

唐容川以薄荷、辛夷花、荆芥、羌活、独活、防风、紫苏、苏枝、苏子、肉桂、桂枝、吴茱萸、小茴香、乌药、补骨脂、韭子、附子等 17 种药物为例，对具有辛味药物的不同功效特点进一步加以阐述。"薄荷辛而质轻，气极轻扬，轻则气浮，而走皮毛，以散风寒；扬则气升，而上头目，去风寒。辛夷花在树梢，其性极升，而味辛气散，故能散脑与鼻间之风寒。

荆芥性似薄荷，故能散皮毛，而质味比薄荷略沉，故能入血分，散肌肉。羌活、独活根极深长，得黄泉之水气而上升，苗象人身太阳经，秉水中之阳，以发于经脉也，味辛气烈，故入太阳经，散头顶之风寒；独活尤有黑色，故兼入少阴以达太阳，能散背脊之风寒。细辛形细色黑，故入少阴经，味大辛，能温散少阴经之风寒。少阴为寒水之脏，寒则水气上泛，细辛散少阴之寒，故能逐水饮。防风辛而味甘，故入脾，散肌肉之风寒。紫苏色紫入血分，味辛气香，能散血分之风寒；苏枝四达，则散四肢苏梗中空有白膜，则散腹中之气；苏子坚实，则下行而降肺气以行痰，同一辛味，而有根子叶之不同，总视其轻重升降之性，以别其治也。桂枝能散四肢，色味同于苏枝，而桂枝较坚实，故桂枝兼能走筋骨；苏枝则但能走肌肉耳。肉桂比桂枝味更厚，气更凝聚，乃木性之极致，大辛则大温，能益心火，为以木生火之专药，其实是温肝之品，肝为心之母，虚则补其母也；心肝皆司血分，故肉桂又为温血之要药，仲景肾气丸用之，是接引心阳之火，使归于肾，亦因有附子、熟地黄、茯苓，使肉桂之性，从之入肾，乃善用肉桂之妙，非肉桂自能入肾也。肉桂、桂枝同是一物，而用不同，是又在分别其厚薄，以为升。夫得辛味者，皆具木之温性，桂枝是木而洽得温性，故为温肝正药。吴萸、小茴，皆得辛温木之气；台乌是草根，自归下焦；小茴是草子，凡子之性，皆主下降，故二药皆能温下焦胞与膀胱；吴萸辛而带苦，子性又主下降，故主降水饮，行滞气；故纸、韭子，皆色黑而温，黑为肾水之色，子又主沉降，故二物皆能温肾。附子生于根下，与枝叶皮核不同，故不入中上焦，其色纯黑而味辛烈，乘坎中一阳之气所生，单从下焦扶补阳气。极阳极阴皆有毒，附子之烈，正以其纯是坎阳之性，所以大毒。附子与肉桂之性不同，肉桂是补火，秉于地二之火气者也；附子是助热，热生于水中，是得天水之阳，故附纯入气分以助阳，为肾与膀胱之药，火煅则无毒，水中之阴毒，遇火则散，亦阴阳相引之义也；今用盐腌以去毒，使附子之性不全，非法也。凡温药皆秉木气，惟附子是秉水中之阳，为温肾达阳之正药。盖秉木火者，为得地二之火；秉水中之阳，是得天一之阳。"

其中，对苏叶、苏枝、苏子，桂枝与苏枝，肉桂、桂枝，附子与肉桂的辨析较为精彩。如紫苏色紫入血分，味辛气香而烈，故能散血分之风寒，时方香苏散用以治肝气不舒而感冒风寒者，覆杯汗出则愈；苏枝旁行四达，则散四肢之风寒；苏梗中空有白膜似三焦，则散腹中与三焦之滞气；苏子坚实，则其性下行，降肺气以行痰。总之，虽同一药物与性味，因根、茎、枝、叶、子之不同，视其轻重形状，以定升降散达之性能，便可区别使用。

再如，桂枝与苏枝皆能散四肢之风寒血痹，因桂枝较坚实，故能兼走筋骨；苏枝则只能通行肌肉。肉桂比桂枝之味更厚，气更凝厚，属金收木性之极致，大辛大温，能益心火，为木生火之专药，其实是温肝血之要药。肝乃心之母，虚则补其母之义，心肝皆血分，故肉桂为温通血脉之神品。仲景肾气丸用之，是引心肝之火经血脉下交于肾，故有泽泻、熟地黄、茯苓加以监制，使肉桂之性，从血到水以入肾，乃善用入肉桂之妙，非肉桂自能入肾。仲景治少阴病，温化肾阳，只用附子而不用肉桂，嫌肉桂有走散之性，故弃之。附子与肉桂之性迥别，秉地二之火而生者肉桂，故入心肝血分补火；秉天一之阳气而生附子，故入下焦肾水中以补阳。附子是秉水中之阳以生，为温肾补阳，引火归原之无上妙药。阳与火迥别，切不可混同。

辛味药物并非都具有升上的作用特点，也有不少特例。张伯龙问："大黄苦寒之性，自当降下；而巴豆辛热之性，宜与大黄相反，何以亦主攻下，而较大黄之性，尤为迅速，此又何说？"唐容川答道："此又以其油滑，而主下降，其能降下，则是油滑所专主，而非辛热所专主也。凡食麻油、当归，皆能滑利下大便。"意即凡降下之药，必具油滑之质，而辛热之药所以能速下者，原以油滑流走下降之性能为主。凡含油脂多之物，皆能润滑，以通大便。如麻油、当归含油脂，故能润肠下大便。巴豆、蓖麻子皆有油，所以能滑利大便。诸物比较，麻油性平不热，不热则性缓，故其行缓；味不辛，则气不走窜，无推动力，自然降下，故其下大便也缓。蓖麻子则不同，味辛气温，以其温热助推动力；以其辛烈之气，走窜强推，则油滑速降。巴豆比蓖麻子之气味更烈，大辛则走窜之力更强，大热则活动之力剽悍，以悍烈速发之性，行其油滑，斩关夺门。葶苈辛苦而油润，故兼巴豆、大黄二者之性，仲景葶苈大枣泻肺汤用之，峻泻肺中脓血痰水，必佐以大枣十二枚，补脾胃以缓葶苈下夺之猛势。杏仁、桃仁、郁李仁、皆具油润之性，虽有辛味但不烈，均有润肠通便之功，因气不烈，故下大便缓。

④ 酸味

酸味在五行框架中，对应的是肝木、春季，春季的最大特点就是万物发陈之象。但是从酸味的作用特点来看，其主要具有收敛的功能。这一矛盾如何理解？如同辛味，唐容川对于酸味的解释，也不甚明了。他说："此亦相反相成，金木交合之理。得木之味者，皆得金之性，所以酸味，皆主收敛。"唐容川关于酸味一类药物的分析还是清楚的。"五味子主咳逆上气，盖气出于脐下胞室气海之中，循冲脉而上入肺，胞室乃肝所司，或肝寒则胞宫冲脉之气，挟水饮而上冲入肺，以为咳喘；或肝热则胞宫冲脉之气，挟木火而上冲于肺，以为咳喘。五味子酸敛肝木，使木气而不逆上，则水火二者，皆免冲上为病，是酸味入肝，而得金收之性，故有是效。五味子亦微酸而质润，囊大而空，有肺中空虚之象，生于叶间，其性轻浮，故功专敛肺生津。五味子是敛肝以敛肺，以其性更沉也；五倍子则专主敛肺，以其性略浮也；罂粟壳亦敛肺，能止咳、止泻利，以其酸味不甚，其囊中空有格，象肺与膜膈，故其收涩之性，不偏于入肝，而能入肺以收敛逆气，收止泻利也。白芍为春花之殿，而根微酸，故主能敛肝木，降火行血。山茱萸酸而质润，故专入肝，滋养阴血。乌梅极酸，能敛肝木，能化蛔虫脔肉，皆是以木克土，以酸收之之义。观山楂之酸，能化肉积，则知乌梅之酸，能化蛔虫脔肉，其理一也。"论中关于五味子的阐述，较为详尽。五味子皮肉酸甘，仁辛苦，通体带咸，用时宜捣碎，则其中之辛可济酸，不致酸收过甚，将痰火收敛入肺不得出，成为痨疾。为了预防此弊端出现，故仲景小青龙等汤，治外感痰喘时，五味子必须与干姜、细辛同用，一开一合，使之相济成功。如能捣碎用之，可以不用干姜、细辛。

除了收敛之外，酸味药物还具有生津的作用。唐容川说："津生于肾，而散于肝，木能泄水，子发母气也。酸味引动肝气，故津散出。"肾主五液，入心为汗，入肝为泪，入肺为涕，入脾为津，自入为唾。可知津即涎，应生于脾，非肾也，但为肾所主。酸味生津之理，应为木气疏土，使土津泛溢，同时酸木吸肾水交脾土而溢于口中。

酸味如果过极，则又会造成涌吐的作用。唐容川说："辛主升散，而辛之极者，则主温降；酸主收敛，而酸之极者，则主涌吐。物上极则下，物下极则反上。观仲景大、小柴胡汤治肝火之吐逆，吴茱萸汤治肝寒之吐逆，知凡吐者，必挟肝木上达之气，乃能发吐，则知导之使吐，亦必引其肝气上行，乃能吐也。二矾极酸，变为涩味，酸则收而引津；涩则遏而不流，肝气过急，反而上逆，故发吐也。且胆矾生铜中，有酸木之味，而正得铜中金收之性，金性缓，则能平木气而下行；金性急，则能遏木气而上吐，金木常变之理，可以细参。"

⑤ 咸味

咸味，五行属水，主入肾脏。微咸属水，咸极则似火。唐容川说："味之平者，不离其本性；味之极者，必变其本性。譬如，微苦者，有温心火之药；而大苦则反寒。故微咸者，皆秉寒水之气；而大咸则变热。离中有阴坎中有阳，皆属一定之理。"五行之五味，皆平则属本行之味不变；味极则变为相反之性，此乃味不变而性变了。以变论之，火变为水性，水变为火性，木变为金性，金变为木性，皆味不变而性变了。以不变论之，五行中只土性不变，土居中央运四旁，其味甘，其性缓，缓则迟缓，其性不变，因达不到"物极"的程度。

唐容川举旋覆花、昆布、海藻、寒水石、芒硝、火硝等药为例，对咸味进行了阐述，他说："旋覆花，味微咸，花黄色，滴露而生，得金之气多，得水之气少，故润利肺金，不得作纯咸论也。昆布、海藻生于水中，味微咸，而具草之质，是水木二气之物，故能清火润肝木。寒水石，得石之性多，味虽咸而不甚，且此石之山，即能生水，流而为泉，是此石纯具水性，故能清热。芒硝咸味虽重，而未至于极，故犹是寒水之性，能大下其火，尚属咸水之本性，而非极变化之性也。若夫火硝，则咸味更甚，反而为火之性，故能焚烧，是水中之火也。食盐太多，立时发渴，亦是走血生热之一验。"总之，微咸乃水之平气，能清火，能引火下行，以上诸药及淡盐汤皆可为证；大咸乃水极变火，能补火，能助火升发，火硝及食盐多皆可为证。

5）种属

中药学以本草命名者，始于《神农本草经》，后世相仍，皆曰"本草"。大约其命名之始，主要是草木之药最多，以多概全，故以为名。草木虽备阴阳五行形色气味，以调补人身之有余不足，即偏胜偏衰得到调整，使病向愈。然草木毕竟是甲乙之木，与人身之气化有时未尽合，故又济之以天地其他四行，即金石昆虫禽兽，则直接补偏救弊之功更大。而禽兽血肉之品，尤与人身之血肉相近，脏器疗法，又多直接滋养，比草木昆虫金石之品，见效更速。

唐容川说："草木植物也，昆虫动物也，动物之攻利，尤甚于植物。以其动之性本能行，而又具攻性，则较之植物本不能饮者，其攻更有力也。"

并以鳖甲、穿山甲、水蛭、虻虫为例，深入进行阐述，"鳖甲攻破肝气、去癥瘕；穿山甲性能穿山，从地中出，故能攻疮脓使之破，又能攻坚积使之散。水蛭锐而善入，又能吮血，故主攻血积；虻虫飞而食血，故主行上下之血。但动物皆血肉之品，入血分者多，故以上诸药，皆主攻血。惟鳖、山甲得金水之性者，尚能兼攻气分耳"。意即，凡食血成性之动物，本身又是血肉之躯，故入人身血分破瘀；不食血者，亦有入血分者，皆为同类相聚的缘故。但是动物药中也有兼入气分者，如鳖甲、穿山甲，壳甚坚硬，具金刚之性，应金水并论，既入血分，又兼入气分。

此外，动物药的补益作用，较之草木和金石类药物更显。唐容川说："至于禽兽血肉，与人无异，多能补益。猪肉性平，则以为常食；而油滑之功，专于滋燥。牛肉性温，则能补脾胃。鸭得金水之性，则肉能滋肺；鸡得木火之性，则肉能温肝。羊肉膻而温肝，羊肝尤能入肝以散结气；猪肝亦然，性比羊肝更平。盖猪为水畜，以水生木，故能治目疾。猪肾入肾，脊髓入髓，皆是各从其类。猪之油网，象人身之油网，而其上之胰子油，更属润油，且归油膜，用为引导，治油膜中之疾，并治膈食肠枯之病，仲景猪膏发煎治燥屎，即此意也。猪肤是猪项皮，仲景以之治咽痛，亦取其引归项之义。兽之灵异无如鹿，其宿以头顾尾，能通督脉。督者肾也，坎中一阳之主脉也。鹿生北方，得坎中一阳之气，故其督脉旺，而脊与脑髓极足。是以上发而生角，每年一换，初生则为鹿茸。茸之精气极足，为补髓、强筋、壮阳、益血之圣药，但其性上行，凡是血逆、火逆者不宜用；惟血虚、火弱、阳不举、气不上者，乃为合宜。鹿胎则浑然元气，归下焦而不上行，为种子益肾补胞之妙药。龟之性伏，而其精在板，能通任脉。任为离中之阴，以下交于督，合为既济之象。故龟甲益阴以激心肾，与鹿茸确实对子。虎骨有猛力，故强筋壮骨。虎啸风生，风从虎，故虎骨为治中风风痛之要药。兽可食者，兹其尤有功效者。"

相较于动物以动为本，植物不断生长，有静中有动的特性。金石乃矿物或化石药物镇静的功效较为突出。唐容川说："动植之物，性皆不镇静也。惟金石性本镇静，故安魂魄、定精神，填塞镇降，又以金石为要。金箔能镇心神，心神浮动，赖肺气以收止之。故《内经》言'肺为相傅之官'，以辅其心君也。黄金本肺金之气以镇静其心神，与相傅之镇抚其君，无以异也。朱砂之镇补心神，则直归于心，以填补之。龙骨亦重，能潜阳气，故亦能镇心神。白银能定惊，治小儿惊风；孕妇胎动，多用之，乃是肺金平肝木，以重镇制浮动者。赤石脂、禹余粮，石中之土，又具涩性，故以之填涩肠胃。铜乃石中之液，色赤象血，故能入血分，性能熔铸坚凝，故能续筋接骨，为跌打接骨之药。自然铜有火自熔，入血分熔铸接骨，尤为妙品。此等皆草木昆虫所不逮者也。"金石类药物为亿万年地壳运动挤压成形，藏于一处不动不长，养成镇静之性。凡安魂魄、定精神，填塞镇降，又以金石之药为首要。此等药品，皆草木昆虫禽兽所不及，故本草兼取用之。

（2）药物特性

① 药入气分、血分

药物得天水之阳而生者，皆入气分；得地火之气而生者，皆入血分。"气本于天，味本于地，气厚者入气分，味厚者入血分。入气分者走清窍，如大蒜，气之厚者也。故入气分走清窍，上为目瞀，而下为溺臭。海椒味之厚者也，故入血分走浊窍，上为口舌烂，而下为大便辣痛。观此二物，即知入气分入血分之辨矣。"

唐容川阐述了薏苡仁、泽泻、百合、旋覆花、钟乳石、蛤蚧、麦冬、天冬、龙骨、茯苓等入气分之药。如"人参、黄芪最显者也。外如泽泻、苡仁，生于水而利水，二物同而不同。苡仁生于茎上，则化气下行，引肺阳以达于下；泽泻生于根下，则化气上行，引肾阴以达于上。百合花覆，如天之下垂；旋覆花滴露而生，本天之清气，故皆入气分以敛肺降气。钟乳石下垂象天，石又金之体也，故主镇降肺气。蛤蚧生石中，得金水之气，故滋肺金，功专利水，其能定喘者，则以水行则气化，无痰饮以阻之，故喘自定。麦冬、天冬秉水阴者，皆能滋肺以清气分。龙乃水中阳物，世所用龙骨系土中石品，非水族也，然既成龙形，则实本天一水中之阳气而生；既成龙形，又不飞腾，假石为质，潜藏于土中，是天水之阳以归于地下，故能潜纳肾气，收敛心神，皆用其潜纳阳气之义耳。茯苓乃松之精汁流注于根而生，是得天之阳以下返其宅者也，下有茯苓，其松巅上有茯苓苗名威喜芝，苓在土中，气自能上应于苗，得松之精则有木性能疏土也；凝土之质，味淡色白，功主渗利，能行水也；其气不相连接，自上应于苗，故能化气上行而益气……人身之气，乃水中一阳所化，茯苓以质之渗行其水，而气之阳助其化，所以为化气行水之要药。以上所论，皆得天水之阳而生，故皆入气分"。

此外，唐容川还对当归、川芎、红花、牡丹皮、桃仁、茜草等入血分之药进行介绍。"如当归、川芎是。盖人身之血，是由胃中取汁，得心火化赤遂为血，既化为血，乃溢于脉，转输于胞宫而肝司之。故凡入血分之药，皆得地火之气味而兼入肝木。当归辛苦，是得地火之味，其气微温，得木之性而质又油润，得地之湿，故能化汁助心生血以行于肝……当归辛苦温烈之气，正所以出心火之化；以其油润生汁；以其辛润助心火之化，其功专生血，更无别药可以比拟也。仲景和血之方无过于温经汤，生血之方无过于复脉汤。温经汤辛温降利，与川芎同功；复脉汤辛温滋润，与当归同功。知心火化液为血，则知复脉汤之生血，并知当归为生血之药也。川芎味更辛苦，得木火之性尤烈，质不柔润，性专走窜，故专主行心肝之血。夫苦乃火之味，苦而辛则性温，而有生血之功。若苦而不辛，则性凉而专主泄血。红花色赤，自入血分，而味苦则专能泄血，又凡花性，皆主轻扬，上行外走，故红花泄肌肤脉络在外在上之血。丹皮色味，亦类红花，而根性下达与花不同，故主在内，及泄中下焦之血。桃花红而仁味苦，皆得地火之性味者也；仁又有生气，故桃仁能破血，亦能生血。茜草色赤味苦，根甚长，故下行之力更重，专能降泄行血也。"

药物本身具有辛味，也能够入于血分。唐容川认为其意在于"得辛味者，皆得木温之性，此乃五行相反相成之理。心火生血，尤赖肝木生火，此是虚则补其母之义，故温肝即是温心"，并举例加以说明，指出"肉桂大辛则大温，虽得金味，而实成为木火之性，故主入心肝血分，以助血之化源。桂枝尤能上行，张仲景复脉汤用桂枝，取其入心助火，以化血也。远志之性，亦同桂枝，但桂枝四达，远志则系根体，又极细，但主内入心经，以散心中滞血而已。不独草木本火味者入血分，有如马为火畜，故马通亦能降火以行血。枣仁秉火之赤色，故亦入心养血。总见血生于心，大凡得地火之性味者，皆入血分也"。

② 药物升降与走守

升降与走守，是药物的作用特性。升降本于天地阴阳的升降运动。药物本于阳气而生者，以气为主，具有上行外达的作用特点；本于阴气而成者，以味为主，具有内行下达的作用特点，能够通达下焦。唐容川认为这是"天食人以五气，地食人以五味"的具体体现。

为了说明辨别药物的升降浮沉特性的方式，唐容川以具有升散作用特点的药物为例，进行了详细阐述。张伯龙问道："薄荷、辛夷、麻黄、桂枝、生姜、葱白、羌活、独活、葛根、柴胡、白头翁、升麻、紫苏、荆芥、白芷、炉甘石、海石、菊花、连翘、银花、苍耳子、青蒿、蔓荆子，皆升浮之品，而其用各异何也？"唐容川答："是气分药，而又视形味以细别之。薄荷、辛夷同一辛味，气皆轻清，而形各异。薄荷细草，丛生不止一茎，故能四散，又能升散颠顶，以其气之轻扬也。辛夷生在树梢，花朵尖锐向上，味辛气扬，故专主上达，能散脑与鼻孔之风寒。麻黄虽一茎直上，而其草丛生，与薄荷丛生之义同，故能上升，又能外散。薄荷是得天气之轻扬，而其味辛是兼得地之味，故能兼入血分；若麻黄则茎空，直达而上且无大味，纯得天轻扬之气，故专主气分，从阴出阳，透达周身上下之皮毛。桂枝与麻黄，同一升散之品，然气各有不同，桂枝四达，气亦轻扬，因桂兼有辛味，得地之味矣。故兼入血分，能散血脉肌肉中之风寒。观仲景麻黄汤发皮毛、桂枝汤解肌肉，便知血分气分之辨。生姜其气升散，而又能降气止呕者，因其味较胜，且系土中之根，是秉地火之味，而归于根，故能降气止呕；虽能升散，而与麻桂之纯者不同，故小柴胡、二陈汤，皆用之以止呕吐。葱白之根，亦生土内，然叶空茎直，气胜于味，引土下黄泉之气，以上达苗叶，故专主升散，能通肺窍。仲景白通汤用以通阳气于上，则取以土下泉之气，以上达苗叶，为能通太阳水中之阳而交于颠顶也。羌、独、葛根皆根深，能引地中水气，上达于苗叶，其苗又极长，象人身太阳经从膀胱水中达阳气于经脉，以卫周身，故三物皆入太阳经。羌、独气味更辛烈，故发散而能伤血；葛根气味较平，故发散之力轻而不伤血，根深能引水气上达苗叶，故兼能升津液也。柴胡、白头翁，皆一茎直上，花皆清香，故皆能升散郁结，白头翁所以能治下痢后重者，升散郁结故也。柴胡治胸前逆满，太阳之气陷于胸中，不得外达以致胸满，柴胡能透达之，亦升散郁结之义也。二物之不同者，白头翁无风独摇，有风不动，色白有毛，凡毛皆得风气，又采于秋月，得金木交合之气，故能息风，从肺金以达风木之气，使木不侮土者也，故功在升举后重而止痢疾柴胡色青，一茎直上，生于春而采于夏，得木火之气味，从中土以达木火之气，使不侮肺者也，故能透胸前之结。夫仲景用柴胡以治少阳，其义尤精。少阳者，水中之阳，发于三焦，以行腠理，寄居胆中，以化水谷，必三焦之膜网通畅，肝胆之木火清和，而水中之阳乃能由内达外。柴胡茎中虚松，有白通气，象人身三焦之膜网，膜网有纹理，与肌肤筋骨相凑，故名腠理。少阳木火，郁于腠理而不达者，则作寒热，柴胡能达之，以其中松虚象理，能达阳气，且味清苦，能清三焦之火。然则，柴胡治胆者，用其苦也；治三焦者，用茎中虚松直上也；治太阳者，则是通三焦之路，以达其气，乃借治非正治也。又柴胡须用一茎直上，色青，叶四面生，如竹叶而细，开小黄花者，乃为真柴胡，是仲景所用者……升麻味甘，能升脾胃之气，其所以能升之理，则因根中有孔道，引水气上达于苗，故性主升，然无四散之性，以其根专主升，不似柴胡系苗叶，故有散性也。紫苏略同荆芥，色红能散血分，枝叶披离，故主散之性多，而主升之性少。白芷辛香，色白入肺与阳明经，根性又主升，故能升散肺与阳明之风寒。观独活色黑，入太阳少阴；白芷色白，入肺与阳明，此又金水异质，各归其类之象，所以性皆升散，而主治不同也。银花、连翘、甘菊，味清而质轻，故主升清气，清上焦头目之热，然无辛散之气，故不主散。青蒿、苍耳皆不辛散，而能主散者，则又以其形气论也，青蒿枝叶四散而味苦，故能散火；苍耳质轻有芒，则能散风。凡有芒角与毛，皆感风气，故能散风。蔓荆子气烈，而质亦轻，故主散头目之风。炉甘石、海石、质皆轻浮，然究系石体，乃沉中之浮也，故不能达表上颠，而能散肺胃痰火之结。"

凡升上之药皆得天之气，凡降下之药皆得地之味。降下之中，又有味厚、味薄之分；综合形质特点，又有轻重的区别。如"芒硝本得水气，然得水中阴凝之性，而味咸能软坚，下气分之热。以其得水之阴味，而未得水中之阳气，故降而不升。且水究属气分，故芒硝凝水之味，纯得水之阴性，而清降气分之热，与大黄之入血分，究不同也。大黄味苦大寒，是得地火之阴味而色黄，又为火之退气所发见，故能退火，专下血分之结，以味厚且有烈气，味既降而气复助之，故能速下。寒性皆下行，如白芍、射干，味能降利，皆以其味苦，与大黄之降下，其义一也。大黄苦性更甚，白芍苦性较轻，故白芍只微降，而大黄则降之力大"。可见，唐容川辨识药物理分层次之精要。

走与守，也是药物作用特性之一。比如黄连味苦，走而不守；大黄亦味苦，却守而不走。走守的特点是如何确定的呢？唐容川说："同一苦味，而黄连之质，枯而不泽；大黄之质，滑润有汁，故主滑利。又黄连纯于苦味而无气，故守而不走；大黄纯于苦味而又有雄烈之气，以气行其苦味，则走而不守，所以与黄连有别也。"论药应细究，味同性异，则应从形质气上去求其别，即同中求异之义。黄连虽得大苦大寒之性味，但形质干枯，而不滑利，故守而不走，同时气很薄，非无气，苦寒虽主降下，但乏气以助之，故守而不走；大黄则不同，大苦大寒，且形质滑润，气较雄烈，故走而不守。

3. 药物炮制

唐容川指出，药物炮制目的在于"用其长而去其短"，具有增效和减毒的作用，其提倡巧用，避免误用。

增效作用，如"仲景炙甘草汤，取其（姜）益胃，则炙而气升；芍药甘草汤，取其平胃，则用生而气平；甘草干姜汤、侧柏叶汤，其姜皆炮过，则温而不烈；四逆、理中则干姜不炮，取其气烈，乃能去寒……葶苈不炒则不香，不能散，故必炒用；苏子、白芥子必炒用，与此同意……礞石必用火硝煅过，性始能发，乃能坠痰；不煅则石质不化，药性不发，又毒不散，故必用煅。山甲不炒珠，则药性不发。鸡内金不煅，其性亦不发。古铜钱、花蕊石，均非煅不行"。

减毒作用，如"附子古用火炮，正是去其毒也，或解为助附子之热，非也。余四川人，知四川彭明县，采制附子，必用盐腌，其腌附子之盐，食之毒人至死，并无药可解，可知附子之毒甚矣。然将腌附子之盐放于竹筒中，用火煅过则无毒，入补肾药，又温而不烈，反为良药。据此，则知仲景炮附子，亦是制其毒也。其中生附，又是以毒追风，毒因毒用，一生一炮，有一定之理，读《金匮》者，可考而别之……半夏、南星，非制不用，去其毒也"。

巧用炮制者，如"若银花炭、槐花炭，轻虚之质，火气之余，故反能退火，与熟地炭有别，此最当审，未能尽述。大抵性平之药，不可太制，以竭其力；性猛峻有毒者，非制不堪用。且有制得其宜，而功益妙者，是在善于审量也，有如大黄直走下焦，用酒炒至黑色，则质轻味淡，能上清头目，不速下也。独黄丸杂以他药，九蒸九晒，清润而不攻下，名清宁丸。真有天得一以清，地得一以宁之意。巴豆悍利，西洋人烘取去，变其辛烈之味为焦香，名曰咖啡茶，消食利肠胃，并不攻泻，真善制巴豆者也；外科用巴豆为末，加雄黄炒至黑色，为乌金膏，化腐肉，妙不伤好肉，皆是善于制药之法"。

误用炮制者，如"有朱砂亦用火煅者，不知朱砂中含水银，煅则水银走，失朱砂之性矣。地黄用砂仁、生姜酒煮，反寒为温，殊失药性。童便煎作秋石，以为滋阴，实则大咸走血，反能发热，毫无童便本性。熟地烧炭则燥，安有滋润之功"。

4. 用药经验

（1）六气辨证用药

《素问·至真要大论》云："夫百病之生也，皆生于风寒暑湿燥火，以之化之变也。"唐容川立论皆主气化，故从六气为病的角度，对于诸多常用药物进行了鉴别解析，语言形象，阐释透彻，便于读者临床选用。

1）风证用药

人身肝木司风气之化。风为东方之气，于卦为震，上二阴而下一阳，即阴极阳生之象，在人属厥阴肝经。阴尽而阳生，极而复返，故曰厥阴，所以《内经》言"厥阴中见少阳"，是阳生于阴中。人体肝脏体阴而用阳，阳有余则生热风，阴有余则生寒风。从其临床表现与病机来看，唐容川认为，"凡中风伤风，或为热风，或为寒风；或热深厥深，为外寒内热；或阴搏阳回，为左旋右转，皆系风木本脏之病。或发于四肢，或上于颠顶，又是厥阴经脉之病"。厥阴病证，或为本脏之病，或为经脉之病，或为本脏与经脉合病并病，需要分别讨论。

肝之经脉与胆之经脉，同路偕行，不过肝经为阴，行于里；胆经为阳，行于表，然皆行于人身之两侧，上项入脑至颠顶。故"凡柴胡蔓荆，能引少阳经者，皆能引入肝经，以上头而散风邪。苍耳有芒角，得风气所生之物，乃应东方勾芒之象，其质又轻，故入肝经，散头目之风，而味苦，又兼清热。钩藤有勾刺，亦入肝经，然系枝蔓，多主四达，故治肝筋脉之风热。巡骨风、五加皮皆有毛，性辛温，故能散肝经之风寒，祛周身之痹痛。川芎气温，温者阴中之阳，恰是风木本气，故入肝经，其气走窜，而根性又主上升，故能至于颠顶以散风寒。亦有性不上升，而能上治头痛者，仲景治头痛如破，用吴茱萸，此物速降，性不上头，然能降肝胃之寒，使不上冲于头，此为治脏腑而经脉自治也"。

唐容川对药物"一茎直上"的形态特点较为关注，认为其具有肝木调达之性，如"天麻有风不动，无风独摇。其摇者，木之和气也；其不动者，金之刚气也。气微温木也，味微辛金也，是木受金制，金木合德之物。一茎直上，子复还筒而归根，所以能通阳和阴，治头目、定惊痛。夫子复还筒而归根，正如西洋所谓风起于冷处吹自热带；复还而吹向两极也，故以天麻为治风正药……白头翁亦无风独摇，有风不动，盖白头翁通身有毛，一茎直上与天麻同，知其皆得风木条达之气，故无风能摇；其色纯白，是得金性，故有风不动，是治热风之妙药，仲景治产后中风及痢疾后重者，是取其熄风火、达肝阳。羌独活皆一茎直上，有风不动，但味太辛；气太温，能散风寒，力甚于天麻，而兼能燥湿，不如天麻之刚柔适中也。"

所谓"风淫末疾",是说肢体类的疾病,也多从风木之象考虑,加之药味中有一类筋经纤维比较致密,此又为人体筋膜之类比。如"肝主筋,风在筋脉,用秦艽有筋纹者为引,味又辛散,故能温散筋脉。续断亦有筋,故皆能主治筋脉,但秦艽纹左右扭转,利于左右相交;续断筋纹如骨节相相连,故主接筋骨、去骨节间之风寒。杜仲有膜,坚韧而不断,象人身之筋膜。盖人身两肾之中,一条白膜,上生而为肝中之膜膈,由肝肠串插生出肉外,包周身之瘦肉,其瘦肉两头则生筋,筋又着于骨节之间。杜仲有膜,象人身之筋膜,故入肝肾,强筋骨也"。

干、湿脚气皆为人体之筋受病。《中医百病名源考》谓:"脚气之名,《金匮》《中藏》作'脚气',而《说文解字》则作'胫气'。盖汉魏以前,脚即胫而胫即脚,非若后世以脚之名转谓足也。而以脚谓胫者,本凡言膝盖以下之部位。故由膝至足或痹,或痿,或肿满者,初即以脚气、胫气而名之,于'气'前冠之以'脚''胫'矣。至脚、胫之后缀之以'气'者,则又以其病初,既由风湿毒气客于脚胫所致之;而其气蓄久,则又可由脚胫入腹上冲心耳。"唐容川对脚气病的用药进行分类,认为"肝脉下走足,肝又主筋,干、湿脚气皆筋受病。《内经》云'风胜湿',肝失风木之令,不能疏土,故湿流注……虎胫骨辛温,以金平木,治风寒脚气,风从虎,虎应西方七宿,金制木也。干脚气是风热,宜阿胶、龟甲、地黄益阴气,使阳不动以还厥阴之本体;玉竹柔润去风,亦是此意"。

又如,痛风证有寒热之别。谚云"治风先治血,血行风自灭",血足则肝阳不动,而风自息。唐容川指出:"伤热风则走痛,风鼓动而血不静也;伤寒风则痹痛,血寒凝而气不通也,均责其血。"热风走痛,不定部位。痹痛不移位置,均责之于血不足,而有或热,或寒之别焉。仲景红蓝花酒,治妇人六十二种风,及腹中血气刺痛,即知治风行血之理。

古人认为,虫证乃感风所化。风主长养万物,当然也包括寄生虫在内,人身某处一虚，血行滞塞，肝风从中鼓动培养之，便会生虫。疮癣之虫，由此而来，其他脏腑之虫，亦由此而来，称痨虫。唯肠胃之蛔虫来源于湿滞，肝风从湿滞中化培植而成，今则以为是传染而来。唐容川基于"虫感风化"原理，认为"凡疮癣有虫者，皆是血留滞，遇肝风熏发则化虫，故用荆防以散风，归地以和血，外用椒矾以杀虫。痨虫生于脏腑，瘀血得风而化者也。鳗鱼、蛇类，又曲直形长，是得木气，居水色白，是又得金气。据其形色论，是木遇金水而化生者也。痨虫属风木所化，遇鳗鱼之气味则感金水而消化矣，故治痨虫。其骨能熏蚊化为水，此皆秉间气而生之灵物也。獭肝亦然，其数应月，专得金水之精，故化风木所生之痨虫，皆治风木所化者也。若风从湿化而生之虫，如仲景治吐蚘用乌梅丸，是治风湿之虫也，乌梅以敛阳，花椒以化阴，而风湿之虫自化也。观乌梅丸，寒热互用，则知阳动阴应则风生，反阳入阴则风熄。"

2）寒证用药

论述寒病之病机，唐容川皆遵循《内经》"诸寒收引，皆属于肾"之论说，并合三焦乃人身油膜论述，紧密结合实际，不尚空谈。唐容川说："寒者，水气也。水属北方壬癸，在卦为坎，在人属肾。《内经》云：'诸寒收引，皆属于肾。'肾之为膀胱，代肾司化，是为寒水之腑，经名太阳，《内经》言：'太阳之上，寒气治之。'寒者，太阳膀胱之本气也。夫坎中一阳，实人身元气，寄于膀胱水府之中，化气而上行外达，为人身卫外之气，名曰太阳，阳之大者也。阳气卫外，安得有寒，其有寒者，乃阳气不伸，而寒水独胜，于是乎有寒病矣。冬月水结成冰，即是水中之阳不伸，是以纯阴沍结而有寒。"

如寒伤体表气分。从经脉循行来看，"人身膀胱水中之阳气，透膜膈，出肌肉，达皮毛，则能卫外而不受寒"。寒邪侵犯，"寒主收塞，故受寒则闭其毛孔，汗不得出。发热者，内之阳不通于外，而凑集皮间，遂郁而发热阳为所遏，故愈恶寒。法用麻黄，通阳气出于毛孔，汗出而寒去。麻黄茎细丛生，中空直上，气味轻清，故能透达膀胱寒水之阳气，以出于皮毛，为伤寒要药。后人用羌活代麻黄，羌活根深茎直，能引膀胱下焦之阳以达于经脉，而发散其表，惟味辛烈，较麻黄更燥，兼能去湿，不似麻黄轻清，直走皮毛。薄荷亦轻清，但薄荷升散在味，故力稍逊麻黄升散，纯于在气，故力更峻。葱管通阳，与麻黄之义同，然麻黄茎细象毛孔葱管茎粗象鼻孔，故葱能治鼻塞。辛夷花亦升散鼻孔脑额之寒，又以花在树梢，尖皆向上，故主外散"。

如寒伤肌肉血分，"在肌肉中堵截其气不得外出，以卫外为固，故毛孔虚而汗漏出，法当温散肌肉。桂枝色赤，味辛散入血分，故主之，枝又达四肢，故主四肢。紫苏性同桂枝，然较轻，不如桂枝之大温。防风以味甘入肌肉，气香而温，故散肌肉中之风寒。皮与肌肉之交有膜相连，名曰腠理。柴胡茎中白象膜，一茎直上，能达清阳，故治腠理之寒热也。荆芥得木火之势，入少阳经，亦能发腠理之寒热"。血痹也属于寒伤血分之病，唐容川说："肌肉中寒凝血滞，则为痹痛，仲景名曰血痹，是指血分而言，故五物汤用桂枝，当归四逆汤用桂枝，以温血分，后人用羌活、荆芥，不及桂枝力优。"

寒主收引，寒入筋脉、骨节、经脉与脑髓，会造成相应部位的疼痛，唐容川认为其临床表现为"或拘急不能屈伸，或缓不能收引，或疼痛不可忍耐，总宜续断、秦艽引入筋脉。寒入骨节，腰膝周身疼痛，手足厥冷，宜附子以温肾，肾主骨，用细辛以引经入骨驱寒。寒循太阳经发为痉，用葛根引麻黄循经脉以散之。寒入脑髓，名真头痛，用细辛以引经上达，用附子以助阳上行，皆从督脉以上入于脑也。故仲景用茱萸治脑髓寒痛。鼻孔通脑，故北人以鼻烟散脑中之寒"。

寒入脏腑，也会造成多种病证。如寒闭肺窍之鼻塞，用薄荷、辛夷治之。寒伤肺阳，水不得行，则停胃而为饮；上逆咳喘，仲景处以小青龙汤，用细辛以行水，用干姜以散寒，用麻桂以驱寒外出。唐容川认为："膀胱主寒水，内含坎阳，阳气升则水化而下，无寒气矣；阳气不升，则水停不化，为寒饮。故用细辛以达水中之阳，用附子以助水中之阳，用干姜以温土中之阳，阳出则阴消，而寒饮之水自化。"如寒性霍乱的病机为"寒水犯中宫"，可用干姜温中，砂仁、白豆蔻、高良姜亦治之。如寒伤肾阳，"凡去寒必兼利水，以寒即水之气，去水即是去寒，大寒扭结作痛，阳气不通，用乌头、细辛、川椒、小茴、吴萸，助肾阳兼达肝阳，阳气畅，则寒散痛止。四肢逆冷者，由于肾阳不达，附子温水中之阳，故治之。故纸温肾，但能温敛，而不伸达，故但治腰痛，而不治手足逆冷。肉桂本木火之气，大辛入下焦，火交于水，则阳生而寒水自化，故肾气丸用桂附，温补坎阳，以化气行水，寒在腰肾精冷者宜之"。如寒在膀胱，水停不化，名为蓄水，可用苓、泽以利之，而尤必用桂枝以宣水中之阳，此即五苓散。如寒入血室，常用乌药，因"乌药色紫入血分，又温入肝，肝主血室"。

3）寒热错杂证用药

① 上热下寒、外热内寒用药

仲景治此类病之法门，因在上与在外之热，均为浮阳上戴之戴阳证、浮阳外越之越阳证，皆为假象；在内在下之寒为真寒。真寒为主要矛盾，故"用姜桂附而兼胆汁、人尿、麦冬、牛膝等，以抑之使下"。以寒为主，治以姜附桂，又恐其上热与外热前来格拒，故用诸寒凉降下之药来应对，此即佐以胆汁、人尿、麦冬、牛膝等药之义；还可热药凉服，亦是此义。

② 内热外寒、下热上寒用药

凡病皆以内为主、下为主；外为标、上为标。内热、下热，皆为阳入或阳陷于阴中。苦寒为治火之正对之药，甘寒为治热之正对之药，皆主降下。唐容川常用"芩、连、知、柏，而兼生姜、桂枝、薄荷、荆芥、葱白，以引之使上"。热郁于内于下，又必须引热外出，所以必须用透达与渗利之药，引之上出或下出。同时，透达之药又有解外寒上寒之作用，渗利之药使火热从二便出，配合用之，始能速效。如配生姜、桂枝、薄荷、荆芥、葱白之类，使之上行外散；配大黄、滑石之类，使之从二便出。总之，治病不可关门逐盗，尤其火热二邪，以开门逐之引之使出为上策。

4）湿证用药

唐容川首先对湿的字义、五行之湿的含义、物理现象之湿以及人体湿气之化等进行了深入阐释，以推导出湿证的治疗思想。"湿者，土之本气，先要解得土字，然后解得湿字。金木水火，各居四方，而土属中央。中者四方之所交，央者阴阳之所会。诗夜未央，言天未明，是阴未会于阳之义。鸳鸯鸟不独宿，字从鸯，取阴阳交会之义。盖阴阳二字，双声合为一音，即央字也。土居中央者，是阴阳相交而化成。盖水以火交，遇木则腐化而成土，遇金则化而归土。故《河图》之数，一水、二火、三木、四金，土居五行之末，独能旺于四季，盖水火木金交合而成土也，故土于四季皆旺。夫五行名为土，是就其形论六气名为湿，是就其气论。气之所以湿，亦止是水火木金交后而成，木有腐质，金含水润，故皆能生土生湿，究竟金木之气交少，而水火之气交多。夫火不蒸水，则为寒水，非湿也水不火，则为烈火，亦非湿也。譬如甑中有米，无火以蒸之，则不湿；无水以濡之，亦不湿，必水火相交，而后成为湿矣。长夏之时，湿气用事，正阴阳交姤之时，水火相蒸之候，故当夏月，墙壁皆湿，而人之湿病，多感于此。人之脾土，本天之湿气，为心火肾水交合而成，能化物达四脏，皆功在湿也。胃以燥纳谷，全借脾之湿以濡之，而始能化。脾生油膜上，腹中之物既化为汁，则引入油膜，达于各脏腑而充周身，故膏油主润泽，皆其湿之功用也。湿气不及则为燥，而太过又反病湿，所以《内经》言'脾主湿'，又言'脾恶湿'，故凡湿病，皆以治脾为主。水火相蒸为湿，故湿之为病，水火兼具。"

唐容川详细阐述和辨析了茯苓、扁豆、薏苡仁等治疗因湿为患病证的药物。

如治疗湿盛泄泻，其认为"茯苓、扁豆、苡仁，其味皆淡，是为利湿正药。湿甚则土困，故利湿即能健脾。莲米、芡实，微甘而涩，能收湿气，故健脾。白术有油，以补脾之膏油，而油又不粘水，故能利水；气香温，亦主利水，又能升发，使脾土之气上达，故曰：白术为补脾正药"。

如治疗寒湿、湿热，其认为"苍术气温而烈，故带燥性，补胃不补脾；且色苍，得木之性，更能疏泄，为治寒湿之品。夫湿兼水化，水化有余，为湿兼寒，病则腹胀溏泄。花椒辛温，以散寒湿，能杀湿化之虫；吴萸辛烈，去湿尤速；白蔻、干姜等，皆治寒湿"。

如治疗吞酸、吐酸，其认为"吞酸、吐酸有二病，一是寒湿，宜吴茱萸、苍术、桂枝、生姜；一是热湿，宜黄连、黄柏、黄芩、石决明、青皮、胆草等药，微加吴茱萸、花椒以反佐之"。

如治疗腰脚湿气，其认为"湿注于脚，则为脚气肿病。西医言脚气病，其尿必酸，知是湿也。凡脚气，寒湿者多，宜以温药为主；再加木瓜、苡仁、牛膝为引导，所以利脚下之湿也。然而脚气，亦有系热湿者，宜防己、黄柏、苍术、木通、胆草等苦降之品治之……腰脚之湿，土茯苓、萆薢、威灵仙、苡仁，凡利降者，皆治之，再宜随寒热加减"。

如治疗脾胃内虚，其认为"湿积于脾，则腹中胀，久则水多为臌，宜逐其水，甘遂、大戟、花牵牛，功力峻猛，随用大枣、参、术、甘草以补脾土。去其太过，又恐损其不足也。脾胃停食，则食不化，宜神曲以散湿，枳壳、陈皮、木香行气以行湿"。

如湿行皮肤，其认为"湿溢理则肿，桑皮象人之膜，故治之。防己中空，纹如车轮，能外行腠理内行三焦，能通水气。木通中空，与防己同，味苦泄，故均为行湿之要药……湿蒸皮肤为发黄，宜茵陈、秦皮、益母草，以散兼利者治之"。

如湿聚膀胱，其认为"宜泽泻、车前子、昆布、海藻诸物，多生水石间，故化膀胱之水此清火利水，为治湿之法"。

如暑病，其认为"湿与热蒸则为暑，各书论暑，不知暑之源，而分阴暑、阳暑，与中热、中寒无异，非暑之实义也……夏秋瘟疫痢疟，皆感于暑，即湿热也，此断不可用燥药。燥则壅湿而不流；又不可用表药，用表则发热而湿蒸。惟一味清利，六一散虽轻，为清热利湿之正药黄连苦能泻热，又能湿，亦为去暑之正药。伤暑发热，宜香薷以散皮肤之湿热。暑变瘟疫，石膏、黄连为主，已有专书，未能枚举，总之不可发表，但宜泻热利湿。伤暑变痢，不可发汗更不可利水，但宜清热而湿自化，黄连黄芩为主。伤暑变疟，贵于散湿清热，三焦膀胱之小便清，则疟自除。土茯苓、猪苓、葛根、独活，散湿以治太阳膀胱；黄芩、鳖甲、青皮、胆草，清热以利少阳三焦，两腑兼治为宜"。

如痰疟，其认为"更是湿积而成，常山苗能透达以吐之。疟母是痰与血合，鳖甲、牡蛎、山甲能破之，此湿之兼证也"。

5）燥证用药

湿与燥相对，水火相交而化湿，水火不交则成燥。唐容川对自然界燥令的形成进行了阐释："火不蒸水，则云雨不生；水不济火，则露泽不降，而燥于是乎成矣。水不润则木气不滋，而草木黄落火不蒸则土气不发，而膏脉枯竭。究之水火之所以不交，则由于金性之收，收止水火，各返其宅，故神曰蓐收，令司秋月，草木枯槁，土泉涸竭，是为燥金用事之验也。"类比于人身，则"人秉燥金之气者，为阳明经，属胃与大肠。胃虽属土，而以燥为主故与大肠统成燥金。金收而水火不交是为燥，则燥者，水火消耗之气也"。人身之中的燥令不足，湿气就会偏胜。出现肠胃不能化饮食，临床可见呕吐泄利，用药如半夏、陈皮、白术等。吴茱萸能去水饮，苍术可燥胃土，砂仁专入大肠，草果消瓜果湿积。若燥令过甚，多属津液不足，故仲景以存津液为要。

燥令有余的病机，包括两类：其一为"火不蒸水"，则"津液不升，如五苓散之有口渴证，宜用桂枝；理中汤之有口渴证，宜用干姜；肾气丸之治下消证，宜用桂附；大便寒结者，宜用当归之温润，用巴豆之辛润"。其二为"火燥之证"，此类最为常见。"水不濡火则成火燥，而液不流于下，则肠中干枯，膈食不下，粪如羊屎，宜黑豆、脂麻、肉苁蓉、当归、麻仁、生地、山药，生液以润之。水津不腾于上，口干肺痿、痰郁咳逆，宜阿胶、贝母、麦冬、紫菀、瓜霜、百合、白蜜、燕窝、白木耳、蛤蚧、百药煎、玉竹、杏仁，生津以润之。"在火燥证中，以"肺燥最难治，以其体甚高，又属气分，阳津易达，而阴液难到也，麦冬、天冬、当归、人参以治之。燥甚口渴，花粉、粉葛、盐梅皆润生津。火太甚，有燥屎，急下之，用芒硝以润涤，用大黄以攻利，此其攻下，正是救津液，有津液则不燥矣。世人但知下火，而不知是存津液，正是救燥。然下之又能亡津液，故又有戒下者"。燥邪为病，还可导致噤口痢，其病多为"津液不升……水不濡火之极致，宜以黄连、生地为主，以白菊花、粉黄芩为佐"。此外，阴吹、小便燥涩、子脏干燥、肾精不足等病证，也都与燥密切相关。

（2）杂症用药

杂症的辨证用药，唐容川遵循丹溪气、血、痰、郁四字为纲，并进行较为细致的探讨。本节主要分析唐容川治疗血证、痰证、郁证的用药经验。

① 血证用药

血的生成，与多个脏腑相关。唐容川认为，"血者，肾中之津液，上于胃与五谷所化之汁，并腾于肺，以上入心，化为赤色，即成血矣。心象离卦，汁液入心，象离内之阴爻；化为赤血，象离外之阳爻。故血者，阳中之阴，水交于火，即化为血也"。

心火不足，则不能化血，"水气交于心，而心火不能化之，则亦不能生血。故仲景复脉汤，既用胶地以滋水，而又用桂枝以助心火，洵得生血之法"。从水火合化而生血的机理，唐容川认为当归是补血之佳品，说："其味辛温，火也；其汁油润，水也。一物而具二者，是水交于火所化之物也。恰与血之生化相同，故主补血。"相比之下，"川芎辛温，得火之气味，而无汁液，故但能火以行血，而不能生血也；地黄有汁液，不辛温，故但能益水液，滋血之源，而不能变化以成赤色。桂枝色赤入心助火，正是助其化赤之令"。

其他入血分的药物，也各有特点，应当加以辨析。唐容川说："丹皮色赤，味苦泻火，即能泻血。白芍味苦能泻血，其色白，故又能行气分之水。红花色能生血，而味苦又能泻血。桃花红属血分，仁在核中，又象人心，味苦有生气，是正入心中，能行血、能生血。心中血液，中含灵光，即神也，神为血乱，则颠狂乱语，以行气者入心导之，则远志、菖蒲、麝香皆能开心窍，而丹皮、桃仁、干漆皆能去心血……血竭乃树脂注结而成，气香散，故能散结血。乳香、没药亦树脂，象人血，又香散，故行血。"

由于气行则血行，且气行水亦行，所以很多行气、行水的药物，也具有活血的作用。如"蒲黄生于水中，其花黄色而香，是属气分，不属血分也。其能止血者，盖以气行则血行。火交于水而化气，气著于物还为水，气行于血中而包乎血外，故行血赖于行气，而行气即是行水。白茅根利水行气，故能行血也。凡吐血必咳痰，痰为气分，盖必气逆水升，然后引出其血也，故用尖贝、杏仁降气行痰，气降则血降矣。气滞血瘀，寒热身疼，女子经闭不通，亦当行血中之气，香附、灵脂、元胡、郁金、川芎、乳香、降香为主。胎血下漏，必先漏水，以其水气先行而后血行，气即水也，宜升麻、参、芪以升补之，苎麻根以滋之"。

从气血水火的转化关系来看，水交于火，是化生血液的重要前提。基于这种认识，唐容川指出："苎麻汁本白，而能转红色，故生血，是水交于火，化血之义也。藕节亦然，藕生于水，而上发花，花秉火色，是水上交于火之象。藕汁能转红色，又是火化为血之象。藕汁之气化与人血之气化相同，所以清火而化瘀血。盖清火之药，是水交于火也，故能止血，芩连是矣；补火之药，是火能化水也，故能行血，姜艾是矣。"

②痰病用药

外感与内伤皆有生痰之可能。唐容川认为"痰由所饮之水不化而生"。治外感之痰，以发表祛除风、寒、热邪为主，表解则痰清，不加利痰之药可愈，稍佐分饮利痰之药则效更速。如仲景小青龙汤，去麻黄加杏仁、生石膏，为治外感痰喘之典型范例。治内伤痰证则较外感为难，但总不离肺、脾、肾三经。因此，痰病归入内伤范畴，较为贴合临床实际。

临床上，痰与多种疾病有关，历来有"百病多由痰作祟"之说。唐容川认为："盖痰即水也，水即气之所化也，无一病不关于气，故无一病而不有痰。"因痰是水结，水结则气不行，行气则行水，水行则痰去，此为治痰之妙诀。治疗可分寒、热二证，总以行气之药为主，寒痰用热药，热痰用寒药。上热下寒，以治下寒为主，用热药；治上热为标，辅之以寒药。此为唐容川治痰用药大体思路。

寒痰的治疗，以"气寒则为寒痰，清而不稠，古名为饮，今混称痰，乃火不化水，停而为饮也，以补火为主。干姜补脾火，是以土治水；附子补命门真火，是火化水。茯苓利水，半夏降水。此皆为水饮正治之法。水停为积，先宜攻之，甘遂、大戟、芫花行水最速，下后则当补养以大枣、白术、甘草，培其土为主"。

酒痰的治疗，以"酒者，气化之水也。饮酒者，每生热痰。盖酒属阳气，诸熏蒸津液而为痰，人之脏腑热者，多因酒生热痰也，皆宜知母、射干、硼砂、花粉，以清利之。其脏寒者，水不化气而停饮，宜砂仁、白蔻、芫花、茯苓，以温利之。饮酒亦有停为冷痰而作痛者，治法亦如是"。

此外，痰病用药，还需注意辨证，如"下寒上热，下之水不化反上，而上之热又熏之则凝痰，此宜桂、附、苓、半为主，略加芩、麦为辅也。痰结心膈之间，则非牛黄不能透达。瓜蒌仁，以润降痰；尖贝母色白气平，形尖而利，故降肺以去痰；南星辛散，能散风，故去风痰。然风有寒热二证，故豨莶草根，味苦降，亦云治风痰，是治热以去痰，与南星正相对待。礞石坠痰，必用火硝煅过，其性始发，乃能降痰，性烈而速，燥降之品也。化红皮树生青礞石山上，大得礞石之气，且苦辛散降，功胜陈皮"。

③ 郁证用药

"痰是气不化，郁是血不和。"唐容川在丹溪论郁的基础上，又有所发展创新，认为郁证多属血分，治疗多从肝脾着眼。"盖血和则肝气舒畅而不忧抑，逍遥散为治郁良方，能和血以达肝气也；归脾汤治女子不得隐曲，用远志、木香以行气，又用当归、龙眼以生血，是治心脾之血以开郁也。"

郁属血分，而关键在治气，这其中也有很多细节需要注意。如"郁金子能解诸郁，实则行血，血凝则气不散，故散血即是散气……观郁金之治郁，即知郁者，气聚于血中也。癥瘕血痛，必用香附、荔核、槟榔、茴香、橘核，纯是入血分以散气。莪术尤能破血中之气，故积聚通用之。若三棱色白入气分，则破积之用，不如莪术。凡积皆是血中气滞，故行气用沉香、槟榔，而行血兼用当归、川芎。血结则为寒，肉桂、艾叶以温之；气结则为火，黄连、黄芩以清之。故破积古方，多是寒热互用，以两行其血气也。血不滞则气不郁矣，或偏于寒或偏于热，或偏血分，或偏气分，又在医者审处耳"。

唐容川

临证经验

一、出血证治四纲 🦩

（一）血上干证治

血上干，即出血见于上窍者，如吐血、呕血、咯血、唾血、咳血、鼻衄、齿衄与舌衄等。现将其临床诊治辨证要点，简述如下：

1. 吐血

正常状态下，人体内的气血，畅行脉络，充达濡养肌肤，流通循环无滞，称为循经，意即在脉道中循行。如果不循其道，溢出肠胃之间，随气上逆，则为吐血。

吐血之证，病情有轻有重。病情重者，其血之来，辟辟弹指，辘辘有声，多伴有胸痛或胁肋疼痛；病情轻者，则无声响。其中有来于肺者，有来于肝者。如来于肺者，必背痛，因肺为华盖，位在背与胸膈，血由背脊而来，气迫血行，不得其和，故胸背痛，当以治肺为主；来于肝者，多见两胁疼痛，因肝为藏血之脏，位在胁下，血由胁肋而来，当以治肝为是。不过肝肺虽系血之来路，而其吐血，实由胃主。因血之归宿在于血海，冲为血海，其脉丽于阳明，治阳明即治冲也。阳明之气，下行为顺。若吐血，是失其下行之令，当急调其胃，使气顺则血止，故治吐血以胃为主。另外，血入胃中，则胃家实，虽不似伤寒证以胃有燥屎为胃家实，但其血积于胃，亦属实证。所以在治疗时，同样可以泻邪夺实，釜底抽薪，以仲景泻心汤主之。若血多者加童便、茅根，喘满者，加杏仁、厚朴；血虚者，加生地黄、当归；至血脱不归根者，加人参、当归、五味、附片；有寒热者，加柴胡，生姜或加干姜、艾叶以反佐之。总之，以泻心汤随证加减，灵活运用。泻心汤方名泻心，实则泻胃，胃气下泄，则心火有所消导，而胃中之气也不上逆，故气顺而血止。

唐容川特别欣赏大黄的功用，认为"大黄一味，能推陈致新，以损阳和阴，非徒下胃中之气也。即外而经脉肌肤躯壳，凡属气逆于血分之中，致血有不和处，大黄之性，亦无不达，盖其药气最盛，故能克而制之，使气逆者不敢不顺，即速下降之势，又无遗留之邪"。他还指出，吐血之证，属实证者十居六七，大都为火盛邪实，逼血妄行。其时，补肾水以平气为迂阔之谈，补心血以配火属不及之治。故唯泻火一法，除暴安良，能去其邪以存其正。

吐血证属虚寒者，十中仅一二。虚证多因出血太多，如刀伤出血，血尽而气亦尽，症见喘促昏愦，神气不续，六脉细微，虚浮散数，为危脱之证，当急用独参汤救护其气，使气不脱则血不奔也。至于寒证，为阳不摄阴，阴血因而走溢。其证必见手足清冷，便溏遗溺，脉细微迟涩，面色惨白，唇口淡和；或内寒外热，实真寒假热，治宜甘草干姜汤主之。以阳和运阴血，则虚热退而阴血自守。由于血系阴汁，刚燥之剂，乃其所忌。然阴寒甚者，阳虚不能摄血，亦当用姜附；上热下寒，芩连姜附同用亦可。

2. 呕血

呕血与吐血，虽同是血从口出，但有区别。吐血是其血撞口而出，血出无声；呕血为血出有声，重则其声如蛙，轻则呃逆，总由气不畅遂而已。从病情来看，吐血轻而呕血重；以脏腑论，吐血其病在于胃，呕血其病在于肝。盖肝木之气，主于疏泄脾土，而少阳春生之气，又寄在胃中以升清降浊，为营卫之转枢，故凡呕皆属肝胆之气上逆所致。而血又为肝之所司，因此呕血之证，当以调肝为主。

如干呕然后呕血再干呕者，为少阳之逆气，大柴胡汤加蒲黄、丹皮、桃仁、当归治之；因肝胆相联，胆病未有不及肝者，丹栀逍遥散、汤可并治之。如肝火横逆，迫血呕出，宜先泻火，治用当归芦荟丸加牡丹皮、蒲黄。血止以后，再用逍遥散加阿胶、牡蛎、香附以收功。如平时呕酸呕苦，以及失血之后，常吐酸苦者，呕酸是湿热，呕苦是相火，宜用左金丸加血分药治之。盖此二药，辛苦降泄，治血药中以为引导尤效。如呕血止后，肝胆火旺，血虚烦躁，颊赤口渴，胸胁刺痛，发热盗汗，魂梦不安，此乃相火内炽，欲作骨蒸劳瘵，治宜柴胡清骨散加减。如血证带呕者，但治其血，血止而呕自止。凡呕证带血者，有如回食病，呕后见血水，此胃逆血枯，为难治之证，大半夏汤、麦门冬汤治之，玉女煎加蒲黄、麻仁亦效。

3. 咯血

咯血者，痰中带血丝。其病有出于心者，为心经火旺，血脉不得安静，因而带出血丝。导赤散加黄连、牡丹皮、血余炭、蒲黄、天冬、麦冬、贝母、茯苓治之。

咯血又有出于肾者，是肾经之气不化于膀胱，而反载膀胱之水上行为痰。膀胱为胞之室，膀胱之水，随火上沸，引动胞血随之而上，是水病而连累胞血之一证。治以猪苓汤，化膀胱之水，而兼滋其血，最为合法。再加牡丹皮、蒲黄，以清血分；亦可用六味地黄汤加旋覆花、五味子、天冬、麦冬、蒲黄；火盛者，用大补阴丸加海蛤、牛膝、云苓、牡丹皮、蛤蚧。

咯血虽由心、肾而来，但无不与肺有关，因此，治肺之痰，又是治咯血捷法。太平丸为治肺通剂，紫菀散、保和汤，皆能涤除肺痰，补泻兼到。

4. 唾血

血随唾液而出为唾血。脾阴受伤是其主要原因。若脾经火重，唇口干燥，大便秘结，脉滑实者，宜用泻心汤加当归、生地黄、白芍、天花粉、麦冬、枳壳、蒲黄、甘草；若脾经阴虚，脉细数，津液枯，血不宁者，宜用麦冬养荣汤加蒲黄、阿胶；若七情郁滞，伤其血而致唾血者，宜用归脾汤调补心脾，再加阿胶、柴胡、炒栀子、血余炭，以解郁火，清血分。若肝气遏脾，则以逍遥散主之。

亦有清晨唾血，每早初醒，血液满口，唾出即净，明晨又唾，此乃卧后血不归经，溢出口中，实证则由肝不藏血，必有头痛、口渴、便闭之症，用当归芦荟丸治之。虚证则由脾不统血，必有怔忡、虚烦不眠等症，用归脾汤加牡丹皮、山栀、棕榈炭、五味子治之。

5. 咳血

肺主气，咳嗽是气病，所以咳血亦属之于肺。咳血的成因，常见两种，一为外感，一为内伤。由于肺主气，外合皮毛，开窍于鼻，外感之邪，侵袭于表，肺气不宣，反而内壅，呛出喉间，发为咳血，这是外因之病。而肺主治节，治节下行则气顺而息安；若治节不行，则气逆而咳血，这是内因之病。外因之咳，不过邪气郁遏，肺气不宣，而于肺之本体，尚未过伤，故其病较轻。内因咳血，治节不行，肺中阴液不足，被火刑克，肺气上逆，而为咳血，其病较重。咳血病情尚有虚实之分，如实证多由外感伤肺，或胃中郁热，或怒火上逆，以致咳血；虚证多因阴虚火旺，或思虑伤脾，心经虚火，或肾经阴虚阳浮，以致咳血。另外，尚有先咳而后失血，或失血而后咳，或暂咳而愈；或久咳不止，种种不一，临床上必须仔细分析，辨证论治。

如外感风寒，属于实证，故宜表散，前人成法，亦可采用，但解表不能仅用气分之药，必以兼顾血分为宜；解表不可漫用辛温之药，应考虑动气动血之危害，唯小柴胡汤一方，为通利三焦，治肺调肝，和荣卫之良方，对于血证兼表者，最为妥当。若加紫苏、荆芥、当归、白芍、牡丹皮、杏仁，于气分血分两兼治之，有和表清里之妙。如火重大便秘结者，可适当加用酒大黄。胸胁腰背刺痛胀满者，为有瘀血，再加桃仁、红花。如病情较轻，亦可改用止嗽散，轻剂以调之。止血加蒲黄、藕节；清火加黄芩、麦冬；降痰，加贝母、茯苓；降气，加杏仁、枳壳；补血，加当归、生地黄。咳血虚证，多为肺中津液受伤，阴虚火动，肺失清肃下降之令，气逆为咳，火动失血，发为重证。此病无论寒久变火，火郁似寒，总以保和汤治之。此方清肺涤痰，止血调气，最为适当。如果肺中阴虚，本脏气燥，生痰带血，发为痿咳，以及失血之后，肺燥成痿，痰凝气郁，久咳不止，此乃内伤所致，用清燥救肺汤，甘凉滋润，以补胃阴，而生肺金，肺金清润，则火自降，痰自祛，气自调，咳自止。若血枯，加生地黄；火甚，加犀角；痰多，加贝母；带血，加蒲黄。

如肺中痰饮实热，气机壅逆而咳血者，用泻肺丸主之，此方清泄破下，力量最大，若属实证，非此不除。亦有无痰无血，但是气呛作咳，乃是失血家真阴虚损，以致肺气不敛，肾气不纳，其病至重，最为难治。属于肺气不敛者，可用清燥救肺汤加百合、五味、琥珀、钟乳石，以镇补肺金，肺金得养，则能覆下收敛，气平不咳。属于肾不纳气者，当用六味丸加沉香、五味子、麦冬、磁石，以滋补镇纳之，使气能吸引归肾，而肾水滋生，又能封固其气，则其咳自止。当然，亦有肺金虚寒，形寒多痰唾，上气失血者，虽属极少数，但不可不知。前人尝用甘草干姜汤以温之，但用六君子汤为主，再加当归、白芍、炮姜、五味，则于止咳止血皆宜。若脾经虚寒，痰动咳嗽者，此方亦宜。

6. 鼻衄

鼻为肺窍，鼻根上接太阳经脉，鼻孔下夹阳明经脉，内通于肺，以司呼吸，乃清虚之道，与天气相通之门户。宜通不宜塞，宜息不宜喘，宜出气，不宜出血。所以鼻衄者，是热伤阳络，即热伤太阳、阳明脉络之故。

伤于太阳经而为衄者，必以治肺为主，法宜清肺泻火，疏利肺气，肺气清，则太阳之气自清；如风寒外来，皮毛洒淅无汗者，麻黄人参芍药汤；如肺火壅盛，头昏痛气喘，脉滑大数实者，人参泻肺汤加荆芥、粉葛、蒲黄、茅根、生地黄、童便。久衄血者，常常血虚，用丹溪止衄散加茅花、黄芩、荆芥、杏仁。

伤于阳明经而为衄者，原因虽多，总是阳明燥金，合邪而致衄血。治法亦总以平燥气为主。方用泻心汤加生地黄、天花粉、枳壳、白芍、甘草；或用犀角地黄汤加黄芩、升麻、大解热毒。鼻衄止后，宜用玉女煎加蒲黄以滋降之，再用甘露饮多服以汤养之。多饮梨膏、藕汁、莱煎汁、白蜜等，皆与病相宜。

7. 齿衄

齿虽属肾，而满口之中，皆属于胃，以口乃胃之门户，牙龈尤为胃经脉络所绕，故凡衄血，皆为胃火上炎，血随火动，治法总以清理胃火为主。

胃中实火，口渴龈肿，发热便闭，脉洪数者，通脾泻胃汤加蒲黄、藕节治之。如大便不闭者，不须下利，但用清凉解之，犀角地黄汤加豆根、贯仲、枳壳、莱菔子。胃中虚火，口燥龈糜，其脉细数，血不足者，宜甘露饮加蒲黄以止衄，玉女煎引胃火以下行，兼滋其阴。

亦有肾虚火旺，齿豁血渗，以及睡则流血，醒则止者，皆阴虚，血不收藏之故，统以六味地黄汤加牛膝、二冬、骨碎补、蒲黄；上盛下虚，火不归原，尺脉微弱，寸脉浮大者，加桂附，补肾以引火归原。

8. 脑衄

脑衄表现为口鼻俱出血。其原因为鼻血多，而从口溢出，并非别有一道来血，亦非真从脑髓中来，此病为鼻衄之重症。其起病之因，是大量吐血的病人，往往容易将血呛入鼻中。通常的治法是用白纸折十余叠，打湿贴脑顶，用熨斗熨，令热气蒸腾，其衄自止。世人所以名为"脑衄"。然而熨脑止衄之法，非探本之治，故有效有不效。其实脑衄，只鼻衄之甚者，应当依据鼻衄分经用药。

脑衄治法与鼻衄相同，但脑衄出血量多，容易造成虚证，常用参苏饮进行治疗。方中用人参以补之，用苏木以行之。如衄甚不止，身热脉浮，喘促足厥，是气随血泄，阴脱阳亡，急危之候，宜采用独参汤加附子稠煎。

若服后能够安睡，汗不出，热稍退，气稍息，则为向愈的表现。像这样的大量亡血虚脱之证，临床不常见但是最危急，切不可误用凉泻。

9. 目衄

目衄多指泪窍出血。因为目中白珠黑珠，均无出血之窍。泪窍，乃阳明经脉所贯注。阳明脉起于承泣穴，泪窍出血，常常为阳明燥热所攻发。临床可采用犀角地黄汤，加当归尾、赤芍、金银花、白芷、粉葛根、牛膝、石膏、甘草梢治之。如风热重，大便闭者，宜通脾泻胃汤治之。

阳明之脉绕络于目，因此治疗眼目疾病，多治阳明。唐容川通过对《审视瑶函》外障目翳 100 首方的分析，发现其中用大黄者 70 余方，总结出泻阳明胃经之热是治目疾一大法门。推测治目衄，如白虎汤、甘露饮、玉女煎等，均可采用，临床审虚实先后而用之，大都能够收效。

从藏象学说来看，眼目虽为阳明经所属，而实为肝所开之窍。血又肝之所主，因此，治疗目衄又应当兼顾肝经之热，临床常用地骨皮散，加柴胡、炒栀子、益母草，或者丹栀逍遥散加以治疗。唐容川认为，病发于肝者，多是怒逆之气火，耳鸣口苦，胸胁刺痛，所以应当从肝治之。可用上二方，以及当归芦荟丸、龙胆泻肝汤治之。病发于阳明者，发热口渴，目干鼻干，大便燥结，宜从阳明法治之。

此外，外眦为少阳经脉所络，常常由于少阳相火，随经脉而出，冲动肝经血分，生成血筋，窜入瞳珠，长出胬肉，也能够见到流血，但血量不多。宜用小柴胡汤，加青皮、当归、红花、龙胆草、牡丹皮。外用杏仁、白矾、铜绿点之。

再如，内眦为太阳经脉所络，名为睛明穴。太阳气血充足，眼角内结赤肉如珠。内眦不起肉珠为太阳之气不足的表现。太阳经有风热，则内眦生血筋胬肉，或微渗血点。外治总以血筋胬肉之法加以治疗。内服防风通圣散，去麻黄、大黄、芒硝，再服防风归芎汤。外用杏仁、白矾、铜绿点之。

以上两条，均非目衄正病，以其起血筋，亦系血分为病，故兼及之。

10. 耳衄

耳中出血，称之为耳衄。肾虽开窍于耳，但肾脉却不能上头。肾与心交，借助心之府小肠之脉，上贯于耳，为司听之神所居，其形如珠，皮膜包裹真水，为神之所出。声之所入，内通于脑，为空虚之府，他物不得而扰之。一般临床常见肾虚时，阴火上冲，则为耳鸣；神水不足，则为耳聋。耳衄临床表现为耳中出血，因为足少阳胆脉绕耳前后，手少阳三焦之脉入耳，相火旺，夹肝气上逆，及小肠相火内动，因得夹血妄行，或因瘟疫躁怒，火气横行，肆走空窍，则衄出于耳。总的来讲，本病大都属于实邪，少有虚证。治法总宜治三焦、肝胆与小肠经。临床常用小柴胡汤，加五苓散统治之；分治肝胆，宜用龙胆泻肝汤；治三焦，宜用柴胡梅连散；治小肠宜用导赤饮加黄芩、黄连、薄荷、川芎。三经皆司相火，治法大抵相同。愈后，皆宜常服六味地黄汤，补水济火。外治法用十灰散吹耳中，或麝香、龙骨末和吹耳中，或壁钱窠烧灰吹入，或燕窠泥涂耳前后。

11. 舌衄

舌乃心之苗。唐容川认为，小儿吐舌、弄舌、木舌、重舌，皆以去心经风火为主，进而推测舌衄也应当是心火亢盛，血为热逼而渗出。临床治法宜清泄心火，方用导赤饮，加黄连、牛蒡子、连翘、蒲黄、牛膝、玄参。舌肿胀，衄血多，为火太盛，宜泻心汤。心烦神昏者，以安神丸，加童便、血余炭治之。

舌为心之苗，且口为胃之门户，舌在口中，胃火熏蒸，也会造成能出血。大便秘者用玉烛散，加金银花治之；口渴兼发热者，以竹叶石膏汤，加蒲黄、藕节治之。

舌本为肝脉所络，舌下渗血，常常由肝之邪热所致，宜用四物汤，加桃仁、红花、炒栀子、牡丹皮、牛膝、赤苓，重证用当归芦荟丸、龙胆泻肝汤。尽管舌衄的症状相同，但应通过对其他兼证的分析，分别心、胃、肝三经进行辨证论治。

12. 大衄

大衄是指九窍出血。其病因只有疫疠和中大毒两种。人身仅有九窍，而九窍皆乱，属于危亡之证，很难治疗。别有一种情况，即猝然惊恐，而九窍出血，可用朱砂安经丸加发灰治之。

13. 零腥

零腥是指吐出黄白色星点，细如米粟，大如豆粒，气极腥臭，杂在漩唾之中。但是并非漩唾，而是吐血之后，血分瘀热所化；或未吐血之前，血分之热化为星点，先吐星点，后乃吐血。其病机总为血分瘀热变化而成。治疗宜清热化血，降气消痰。因为吐出之物似痰，所以零星必假痰气而生。

零星当分为吐血前见，还是吐血后见两种情况。在未吐血之前而见零腥，治疗应以降气消痰为主。此时血尚未动，只需要治其气分而零腥自除，宜用豁痰丸治之，或者用小柴胡汤进行治疗。在吐血后而见零腥，应当治以清热化血为主。其病机为吐血之后，瘀血壅热而出，故宜兼治瘀血，方以太平丸或生地黄散。这是唐容川独特的临证经验，补充了既往血证诊疗之缺漏。

14. 吐脓

脓为血之变。血不阻气，气不战血，则血气调和，疮疖不生。血滞气则凝结为痛，气蒸血则腐化成脓。体表外者易治，吐脓出于脏腑之内，病情最为凶险。在中焦以下则便脓，在中焦以上则吐脓。唐容川认为，人身之气为水所化，气即是水。血得气之变蒸，亦化而为水，但是不称为水而称为脓。因为脓的本质是血，虽化为水，而较水更浓。其未化脓时仍是血，所以消瘀则脓自不生；血化为脓时则与水相同，逐水则脓自排去。

（1）肺痈

肺痈的典型表现，是乳上第3根肋骨间肺募穴，隐隐疼痛，食豆而香。关于肺痈的论治，唐容川推崇仲景治法，如《金匮要略·肺痿肺痈咳嗽上气病脉证治第七》云："风舍于肺，其人则咳，口干喘满，咽燥不渴，时时吐浊沫，时时振寒。热之所过，血为之凝滞，蓄结痈脓，吐如米粥，始萌可救，脓成则死。"重证肺坏而死，若肺不坏，亦有可救。仲景又云："口中辟辟燥，咳即胸中隐隐痛凡，脉反滑数……喘不得卧，葶苈大枣泻肺汤主之……吐脓如米粥者……甘桔汤主之。"唐容川认为，仲景此论是在提醒临床治疗，肺痈病证未成脓者当泻实，已成脓者当开结。

唐容川在此基础上，将泻实、开结二义，推而广之。他认为其成脓者，用通窍活血汤，加麻黄、杏仁、石膏、甘草，从表以泻之；无表证者，用人参泻肺汤，加葶苈子、大枣，从里以泻之。如病势猛勇，急须外攘内除，宜用防风通圣散。其已成脓者，急须将脓除去，使高者越之，促进其从口排出，用千金苇茎汤，或用瓜蒂散，加冬瓜仁、桃仁、薏苡仁、栀子；或用泻白散，加黄连、瓜蒌，均提倡脓在膈上采用吐法，使脓远去，以免久延为患。白散的功效能吐、能下，加升麻、郁金，以助其吐下之机，再加黄芩、瓜蒌，以解其火。如只须下泻，不宜涌吐，则与甘桔汤、葶苈大枣泻肺汤相合，再加赤豆芽、薏苡仁、防己、瓜蒌、杏仁、知母、枳壳，使从下降；或用桔梗宁肺汤，补泻兼行。

肺痈收口之法，仲景并未明言。诸疮生肌，后世医家大都用温补办法。而肺是金脏，如果采用温法则助火刑金，所以宜采用清敛之法以助金令，使金气足而肺自生，治以人参清肺汤，后服清燥救肺汤，以收全功。

（2）脾胃痈

脾胃痈与肺痈治法略同。肺痈多由外感风邪而成，因此可以用发表之法；脾胃痈则由湿热酒毒与七情之火内蕴而成，所以没有发表之法。胃痈初起，其特殊症状为脐上四寸中脘穴隐隐作痛；脾痈初起，其特殊症状为脐上二寸、旁开六寸的章门穴，隐隐作痛。脾胃痈皆食豆而香，其证寒热如疟，皮肤甲错，腹满咽干。一般治法，常以攻热下血，往往造成热去而血不停，更加容易酿为痈脓。所以凡内痈脓未成者，唐容川常以夺去瘀热为主，方以丹皮汤治之。脓已成者，以排为主。因脓即为水，所以逐水即是排脓，方以赤豆苡仁汤治之。脓血既去则脏腑空虚，如患者出现诸种火热虚象，应采用人参固本汤，加黄芪、茯苓，以清补之。如果出现虚寒之象，则用六君子汤，加黄芪、当归、煨姜，以温补之。

此外，如胸、背、腰、胁、肝、膈、大小肠，凡有瘀热壅血，均能成痈，总以丹皮汤主之。近上焦者，去芒硝，加葶苈、黄芪、桔梗、荆芥、甘草；中下焦者，加姜黄。

（二）血下泄证治

血下泄，即出血之见于下窍者，如便血、尿血等，现将辨治要点及方药介绍如下。

1. 便血

便血为肠病，其中有中气虚陷，湿热下注者；有由肺经遗热，传于大肠者；有由肾经阴虚，不能润肠者；有由肝经血热，渗漏大肠者，乃大肠与各脏相连之义。但病所由来，则自各脏而生，至病已在肠，则不能复还各脏，必先治肠以去其标，后治各脏以清其源，才能病愈而永不复发。

（1）先血后便者为近血

近血包括脏毒下血与肠风下血。脏毒下血，肛门肿硬，疼痛流血，与痔漏相似。若大肿大痛，大便不通者，用解毒汤；如大便不结，肿痛不甚者，不须重剂，用四物汤加地榆、荆芥、槐角、牡丹皮、黄芩、土茯苓、地肤子、薏苡仁、槟榔治之。脏毒久不愈者，必治肝胃，血者肝所司；肠者胃之关。治宜清胃散加金银花、土茯苓、防己、黄柏、薏苡仁、车前子，升清降浊，使阳明之湿热不再下注，则脏毒自愈。治肝宜龙胆泻肝汤、逍遥散。

肠风下血，肛门不痛，仅是出血而质清；脏毒下血，其血多浊。这是两者的主要区别。治疗总以清火养血为主，火清血宁，风亦自息。方用槐角丸。但须注意，病由外风协热而致者，须遵从仲景葛根黄芩黄连汤的用意，使内陷之邪，上升下达，不至于下迫。治病之法，高者抑之，下者举之。故而吐衄应采用降气法，下血必须用升举。升举一法，并非仅指补中益气。凡是具有升提疏发，皆是升举的方式。此时应当采用葛根黄芩黄连汤，加荆芥、当归、柴胡、白芍、槐花、地榆、桔梗治之。

若为肝经风热内煽而下血者，患者就会出现胁腹胀满，口苦多怒，或兼寒热，治宜泻青丸，逍遥散、小柴胡汤均加减出入。肝风为何能造成便血？唐容川解析认为，肝主血，血室居于大肠膀胱之间，所以热入血室会出现小便溺血，热入大肠会造成大便下血。肝风动血上干，从食管而便为吐血，从气管出就是衄血；肝血下渗，从尿道出便为溺血，从肠道出就是便血。肝为风木之脏，主管藏血，风若动而血不得藏，所以便会出现肠风下血之证。除了采用上述数方之外，唐容川还推荐了《济生》乌梅丸，方中乌梅酸敛肝风，以僵蚕平息肝风，风火平息，血自可宁。如果风火之势较盛，宜采用白头翁汤的思路，或白头翁汤合四物汤，加强清火消风的力量，兼补其血，充分体现了中医学"治风先治血，血行风自灭"的特点。如果没有白头翁，可以柴胡、青蒿、白薇、桑寄生替代使用。另外，"肝经之横，以肺金不能平木"，且肺与大肠相表里，通过采用治疗肺经之热的"隔治"之法，也能够起到一定的作用，虚证采用人参清肺汤，实证采用人参泻肝汤。

凡是肠风脏毒，下血过多，阴分受损，经久不愈者，势必影响及肾，造成肾经亏虚，宜采用滋阴脏连丸，滋养肾阴以至大肠，还可以采用六味地黄丸加肉苁蓉和槐角。

（2）先便后血为远血

先便后血为远血，是指血在胃中，离肛门位置较远，所以表现为便后下血。古人称之为"阴结下血"，治疗采用黄土汤。以黄土名汤，即是明示此证为中宫不守，血无所摄而下；佐以附子，是因为此证阳气下陷，非附子不能升举；使以黄芩是因血虚则生内热，用黄芩以清泄。仲景此方原主温暖中宫，用黄芩的目的在于以调济附子燥烈之性，免伤阴血。程国彭认为，是证必脉细无力，唇淡口和，四肢清冷，应用理中汤加归、芍，或归脾汤、十全大补汤。时医多用补中益气汤以升提的办法进行治疗，皆本于黄土汤之意。凡中土不能摄血者，数方可以随用。但仲景用温药兼用清药，是考虑到血之所以不宁，大多是有火干扰。一般来讲，气实则上干，气虚则下陷。唐容川认为，今医只用温补升提之药，虽得治气虚之法，而未得治血扰之法。临床治疗中应当从阴虚、气虚两端着眼。若阴虚火旺，壮火食气，脾阴虚而肺气燥，失其敛摄之制，应当采用人参清肺汤进行治疗。若属肝经怒火，肺经忧郁，以致血不藏摄，治以归脾汤加炒栀子、麦冬、阿胶、五味子；或用丹栀逍遥散加阿胶、桑寄生、生地榆。此即黄土汤主用黄芩之义。

若系虚损不足，下血过多，脾气不固，肾气不强，面色萎黄，手足清厥，六脉微弱虚浮，宜大补肝脾肾三经，方以人参养荣汤补脾，胶艾四物汤加巴戟、甘草补肝，断红丸补肾，此即黄土汤主用附子之义。临床实践应从此扩而充之，加减化裁。

唐容川认为，便血一证从病机关键环节来看，与妇人崩漏并无差异。女子崩中属虚陷，此病亦属虚陷；女子崩中属虚寒兼有虚热，男子此证亦属虚寒兼有虚热。其原因为女子之血有经，男子之血亦有经。同是离经之血，下泄而出，故病情相类。只是血出之窍，各有不同。女子崩漏出于前阴，故多治肝以和血室；男子便血出后阴，故兼治肺肾以固肠气。肾主下焦，主化气上升，肾足则气不下陷；肺与肠相表里，肺气敛则肠气自固。

唐容川指出，便血与吐衄同是血病，但吐衄为气逆上行，便血为气机下行。所以故虚实治法，略有不同。

2. 便脓

便脓的原因有两类，一是内痈，一是痢疾。

（1）内痈

内痈在上中焦，其脓已溃，通过呕吐排出；内痈部位在下焦，如少腹痛、小肠痈、胁痛、肝痈等，脓血常常从大便泻出。初起时，其发病部位必隐隐刺痛胀满，脉沉滑数，甚则痛如刀锥。一般有血积者，均应发渴。其原因是内痈初起，血已凝聚。此时应当急夺其血，避免凝聚之血酝酿为脓，以免溃烂之险，用丹皮汤，加乳香、没药、柴胡、荆芥、穿山甲治之。如血已化脓，就应当排脓，方用赤豆苡仁汤。逐水即是排脓，溃后属虚，宜补养生肌，八珍汤主之。

（2）痢证

痢证便脓，临床表现为里急后重，欲便不便，或白或赤，或赤白相半，或下痢垢浊。大多数情况下，这些"垢浊"似脓而并非脓。因为胃肠中除了糟粕，只有少量的脂膏水液。膏脂属血分，水液属气分，病气分则水混而为白痢，病血分则血扰而为赤痢，气血交病则赤白相半。当然，临床上也能够见到真脓从大便而泄。这种情况是由于毒聚肠胃，将肠胃膏脂血肉，蒸化为脓。表现为下如烂瓜，或如屋漏水，这些都是腐肠溃胃之危候，与痈疮之腐烂无异。此时采用一般治痢之法，常常失效。

张仲景云："阳明病，脉数下不止，必协热而便脓血……少阴病，下利便脓血者，可刺……厥阴病，脉数而渴者，必圊脓血，以有热故也。"唐容川依据仲景所示，认为从"可刺""有热"等处置方法，断定此病当治以泻湿清热法，方以防风通圣散，去麻黄、芒硝，加赤豆、防己，成为表里泻实之大剂；也可用地榆散，为清热之通剂。

张仲景又曰："少阴病，下利便脓血者，桃花汤主之。"唐容川认为，"温涩"表面上看，与"可刺""有热"之说大相径庭。实际上病久则热随脓血而泻，实变为虚。比照痈脓溃后属虚损，可推测便脓血久而属虚证。肠胃血液，既然化为脓液，恐其滑脱，故主方采用桃花汤，温涩填补。"一服愈，余勿服"者，张仲景意谓此为急时涩脱之法，止后当涤除余病，无以涩伤气，无以燥伤阴。

总体来看，脓血为伤阴之病，所以采用一时权宜办法而少用干姜，其后仍不可多服。唐容川认为，如果病后有虚热证候者，当治以逍遥散、归脾汤加柴胡、山栀、寸冬、天花粉，此祖桃花汤用糯米之意；病后有虚寒证候者，六君子加当归、炒干姜、白芍，或人参养荣汤均可。此祖桃花汤用干姜之意。成无己注"桃花汤"，谓："阳证内热，则溢出鲜血；阴证内寒，则下紫血如豚肝。"正是说明桃花汤为治阴证之方。只是以鲜血分阴阳，值得商榷。凡痢证，临床出现脉微沉迟，手足厥冷，腹痛喜按，唇淡口和等表现为阴证，治以附子理中汤加当归、白芍、木香，此为补桃花汤所不逮者；出现消渴口热，胸腹胀满，坚实拒按等表现为热证，则用三一承气汤，此即仲景"有热可刺"之义。

至于寻常红白痢证，则不须此类重剂。病在水分，痢下白浊，此如暑雨不时，行潦污涨，为湿甚而伤气的表现。如果脉数，身热口渴，为热湿，宜采用清利之法，方以四逆散合猪苓汤去阿胶，再加厚朴、老连、枯芩、黄柏；审其脉沉弦迟，口不渴，手足清冷，为寒湿，方以胃苓汤加煨姜。有食积者，均再加麦芽、神曲、山楂、莱菔子。白痢的主要原因，总是水液不清。水即为气，故调气即是治水。导水须于上原，调气以肺为主。因此说治肺为清水之原，即是调气之本。痢证病发于秋时，秋季主气为肺金，金不清肃，造成水浊气滞而为痢。可以推知，痢证迫注体现了肺之肃降，不通体现了金之收敛。方以人参泻肺汤，以导其滞；小柴胡加天花粉、杏仁、枳壳、桑白皮、茯苓、知母、桔梗以和之；人参清肺汤以收功。此乃专为治肺立法。

病在血分，临床表现为利下纯红，口渴便短，里急后重，脉滑大，主以地榆散加酒军、枳壳、厚朴、薏苡仁、泽泻；脉细数者，不必下之，只用原方为妥。若出现痢血暗黑，脉迟，手足冷等虚寒症状，当以黄土汤治之。红痢为血分之病，血生于心火，而下藏于肝，肝木内寄相火，血足则能济火，火平则能生血，如火太旺，则逼血妄行。血痢多痛如刀锥正是血痛。肺金当秋，克制肝木，肝不得达，故郁结不解，而失其疏泄之令，是以塞而不通。调肝则木火得疏泄，而血分自宁。达木火之郁，宜用小柴胡去半夏，加当归、白芍，或白头翁汤，或四物汤加蒲黄、五灵脂、延胡索、黄柏、龙胆草、黄芩、柴胡、桑寄生。

唐容川特别指出，肝风不扇则火息，钩藤、青蒿、白头翁、柴胡、桑寄生，皆清风之品；僵蚕、蝉蜕亦能祛风；肝气不遏则血畅，香附、槟榔、橘核、青皮、沉香、牡蛎，皆散利肝气之品；茯苓、龙胆草、秦皮、枯芩，又清肝火之品；当归、生地黄、阿胶、白芍，又滋肝血之品；桃仁、地榆、五灵脂、川芎，又行肝血之品。知理肝之法，而治血痢无难。肝藏血，治疗一切血证，总不外理肝。上述治肝之法，各书痢证门均未记载，为唐容川从旁通会悟而总结。

噤口痢的主要特点是下痢不食。该病为火热浊攻，胃气被伤而不开。前人多遵丹溪，用石莲汤；《医宗金鉴》认为病机是内热盛，上冲心作呕而噤口者，用大黄黄连，加好酒煎服以攻之。唐容川认为，人之肠胃所以能食，是因为胃有津液，清和润泽。他参照西医生理学的知识，认为"谷入于胃，即有胃津注之，将谷浑化如糜，常探胃津搅饭，顷刻亦化为糜"。所以其指出胃之思食，全是胃津的生理作用。一旦胃为邪热浊气所攻踞，其中清和胃津尽化而为浊滞，下注于大肠则为痢；停聚胃中则拒不纳食。丹溪石莲汤，仅从清火补胃着眼；而莲米性亦带涩，痢证宜滑以去著，不当用涩法；胃中浊滞，亟待荡涤。石莲汤虽寒热未瘥，但是不能起到洗涤积滞、变化其浊的作用。治疗应采用清瘟败毒饮、竹叶石膏汤、人参白虎汤、麦冬养荣汤，进行出入加减，则可以洗胃变津，为开胃进食的正确办法。关于呕而不食的情况，《医宗金鉴》用大黄、黄连与好酒，取其峻快以攻逆，但是只起到治逆的目的，不知化生胃津，因而不能改善得进食的状况。唐容川认为，宜用大柴胡汤加石膏、天花粉、人参，便能攻逆生津，开胃进食，两面俱到。这一点也是唐容川自身实践悟出的切实经验。

唐容川通过查对各书，认为探讨痢证的历代学者观点不一，各有特长。如张介宾主温，朱丹溪主凉，喻嘉言主发汗利水，陈修园主寒热合治，皆有各自的一番认识。

张介宾认为，夏月贪凉，过食生冷，至秋伏阴内动，感受时令的影响而为下痢，以佐关煎治之。此即为仲景所说下利不止，用四逆汤、桃花汤之意，属于虚寒性下痢的治法。临床必须有虚寒的确切依据才能使用此法。

朱丹溪认为，湿热蒸灼，气血变为黏腻积滞的下痢，应用黄连解毒汤，体现了仲景白头翁汤的意图。这一性质的下痢临床最多，但必须有热证之实据才用此法。

喻嘉言认为，下痢宜从汗先解其外，因外邪内陷而为痢，治疗时应采用逆流挽舟之法，引其邪而出于外，方以人参败毒散。这一思路即为仲景协热下痢用葛根黄连黄芩汤之意。仲景原意升发邪气，兼清其热，而喻嘉言则用辛温升散，难以两面俱到。仲景运用白头翁汤，亦取白头翁能升达其气，所以可以推断，开提疏发，为治下迫后重之主要思路。唐容川建议采用柴胡汤去半夏，加天花粉、当归、白芍、枳壳、粉葛根，升发清降，两得其治。喻嘉言又认为，若热已奔迫大肠而致痢者，避免从外散解，应当急开支河，从小便而顺导之，《金匮》紫参汤、诃黎勒散主之。此即仲景利不止者，当利其小便之意。大清凉散，药彻内外，效果最好。从高原导水，使不浸渍肠胃，拟用甘桔汤，加桑皮、杏仁、枳壳、防己、木通、石膏、云苓、薏苡仁、柴胡、薄荷、生姜、白芍治之，相比较喻嘉言发表利水之法，唐容川认为更加妥帖。

陈修园认为，下痢之证有脏寒腑热和胃寒肠热之辨，治疗应以仲景泻心汤为主。唐容川认为，既然寒热合病，临床必有寒热兼见之实证，不得笼统而言，混用寒热杂方。如仲景乌梅丸所治之证，一方面有消渴、气上冲心、心中疼热、饥不欲食等热证表现，另一方面食即吐蛔，下之利不止，为寒证之实据。唯其有此腑热脏寒之实据，故用乌梅丸兼寒热而治疗。又如仲景生姜泻心汤，临床既有心下痞硬、干噫食臭的火热表现，也有胁下水气、腹中雷鸣的水气表现。唯其有此火在胃中、水在肠间之实据，故用生姜泻心汤治之。初头硬，大便后半溏，其病机为胃中有寒、肠中有热，陈修园拟用理中汤加大黄。此皆有寒热兼见之实据。唐容川认为，以上四家治法合而用之，下痢的治疗才能较为全面。

黄元御认为："人之大便，所以不失其常者，以肺主传送，而肠不停；肝主疏泄，而肛不闭。宜用参术以助肺之传送，用桂枝以助肝之疏泄。"唐容川从此语旁通而推测痢证之原，是因为肺气传送太过，故暴注大肠；肝气郁而不疏，故肛门闭塞，欲便不便而为下迫胀痛。但是桂枝、参、术，于痢证病机不合。痢证肺气之奔迫，是由于火热暴注，所以《伤寒论》饮食入胃即下利，清水完谷，为肺之传送太急，火热逼迫而造成，治疗宜急下之法。据此可知，治下痢奔迫，当以清火为主，方以人参清肺、泻肺二汤治疗。肝气不得疏泄，也是由于木郁为火，结而不畅。桂枝温木，是益其火，于病机不合。参考仲景白头翁汤，用秦皮、白头翁，以凉达肝木；

四逆散里急后重者，加薤白以疏郁，便是助肝疏泄之法，临床应以归芦荟丸、泻肝汤、丹栀逍遥散等加减治之。至于和肝调肺，止奔迫，解郁闭，一方而肝肺并治者，古方之中难以检用。唐容川建议采用白头翁汤加石膏、知母、杏仁、桔梗、枳壳、槟榔、柴胡、麦芽、当归、白芍、甘草治之。轻剂则用小柴胡汤，加归、芍、杏仁、桔梗、枳壳、槟榔、麦芽、天花粉以调和肺肝，进而肺气不迫注，肝气得开利。此外，肝气欲泄而下注，肺气欲收而不开，所以痢多发于秋，秋金肺气闭而不开，肝气决裂而不遏，所以造成下痢迫痛的症状。治宜甘桔汤加白芍，以桔梗开提肺气，以白芍平治肝木，临床应本此意，灵活加减。鳖甲、龙胆草、青皮、秦皮、芦荟皆平肝之药，当归、生地黄、桃仁、五灵脂、延胡索皆治肝经血分之药，黄芩、麦门冬、桑白皮、知母皆清肺之药，枳壳、贝母、杏仁、陈皮皆肺经调气之药。诸多药品，临证应当随宜致用。

调血则便脓自愈，调气则后重自除，此为古人治痢之定法，也是相沿治痢之套法。但是临床治疗泛言调血，采用归、芍、地榆，用尽而不效；泛言调气，陈皮、木香多服而无功。其原因在于木香、陈皮为调脾气之药，而下痢虽属脾病，但造成逼迫症状的原因在于肝肺。因此，治疗应当调理肝肺，以畅达气机。血为血海所总司，血海居大肠之间，所以痢证脐下极痛的患者，往往血海中有脓血。临床治疗应注重调理血海，即为治血。

临床中还应考虑到，痢证多兼食积，宜用枳壳、厚朴、大黄，轻则用山楂、神曲、莱菔子、麦芽。

久痢不止，缘于肺气下泄，治疗不及时往往造成患者魄随之陷脱而死。肺藏魄，治宜调补肺气，以人参清肺汤固摄。如虚寒滑脱而致者，应以桃花汤治之。仲景诃黎勒散，即是清肺固脱之方，而四神丸、乌梅丸，皆是桃花汤之义。方难尽举，但是总应遵循升提固涩的原则，分寒热而用药。

休息痢，表现为止而复作，是由于治疗采用固涩太早，留邪在内，所以时复发作。治宜按上治痢之法，辨别其为何经见证，则用何经之药，以消除其邪。伏邪既去，而痢自不作。如采用羊脂、白蜜、黄连末服，只不过借用取滑去著，寒去火之义。不如视其邪所发的临床表现，分经用药，更为对证。

凡噤口痢，上噤下痢，法宜和中。与霍乱相比较而言，霍乱为上吐下泻，治疗以和中而愈。可以推断，噤口痢的上噤下痢，也可以采用和中的办法而治愈。霍乱是中寒而发，为上下俱脱之证，法主理中汤以温之。噤口痢上闭下滞，热结于中，上下不开，和中之法，宜反理中汤诸药，以寒凉法进行治疗，方以生姜泻心汤去干姜为宜，人参白虎汤也可以采用。

3. 尿血

膀胱与血室，并域而居，热入血室则蓄血；热结膀胱则尿血。尿乃水分之病，而亦干动血分者，以与血室并居，故相连累。其病之由，则有内外二因，在病情上又有虚实两途。

尿血外因，大都为太阳阳明传经之热，结于下焦。症见身有寒热，口渴腹满，小便不利，溺血疼痛，宜用桃仁承气汤治之，小柴胡汤加桃仁、牡丹皮、牛膝亦治之。

尿血内因，乃心经遗热于小肠，肝经遗热于血室。症见淋秘割痛，小便点滴不通者，为赤淋，治宜清热。清心经者，用导赤散加炒山栀、连翘、牡丹皮、牛膝。治肝经者，用龙胆泻肝汤加桃仁、牡丹皮、牛膝、郁金。亦有治心肝不愈者，当兼治肺，以肺为水之上源，金清则水清，水宁则血宁。由于此证原是水病累血，故治水即是治血，用人参泻肺汤去大黄加苦参治之；清燥救肺汤加藕节、蒲黄亦治之。

以上结热之证，其血溺出，皆有淋沥不通之象，乃尿血之实证。此外尚有虚证，溺出解血，如尿长流，绝无滞碍者。但当清热滋虚，兼用止血之药，无用再行降利。治宜四物汤加减。如养肝凉血，加牡丹皮、山栀、柴胡、阿胶；清心养血，加黄连、阿胶、血余；若脾气虚寒，不能摄血，四肢清冷，脉微迟，面色暗淡，加鱼鳔胶、黄芪、人参、艾叶、黑姜、甘草、五味治之。如房劳伤肾者，加鹿角胶、海螵蛸。

4. 经血

从男女血本同原的视角，唐容川阐释了经血产生的原理及致病规律。天癸为先天肾中之动气，化生癸水，至于胞中，水为阳气所化，阳倡而阴必随之。血属阴，冲任主之，故应癸水，输血于胞中，血之应水而下，是以阴从阳。冲任两脉，皆起于胞中，上属阳明。阳明为后天水谷之海，居中宫称戊土。中焦化气取汁，变赤为血，随冲任两脉，以下合癸水，是谓戊与癸合，男女皆然。男子主气，所以血从水化而为精；女子主血，所以血从水化而为经。血是男子之精，水中有血；女子之经，血中有水，所以行经前后，均有水浆先行可做实据。

经水为肾中冲阳之气所生。气亢则水竭而血不濡，便会造成虚热证候；气寒则水冷而血不运，就会形成虚寒病证。所以凡调血先须调水，调水即是调气。气生于肾而主于肺，血生于胃而藏于肝。由于血海为肝之部分，肺金司气之制节，又为水之上源，所以调血调水的原理就很显然了。临床常采用调气中之水以滋血，或调血中之气而利水的办法，不仅用于女子调经之证，且可为一般血证之治法而借鉴。

经血病证属血热者，为水之不足。临床常表现为行经趋前，发热口渴诸证，治以四物汤加天冬、麦冬、黄芩、天花粉、柴胡、阿胶、牛膝等药，以滋水濡血；或用六味地黄汤以滋肺肾，亦能启水之源。此以滋水为养血之法。

证属血寒者，为水寒不温。临床常见经水后期，黯淡清冷的表现，以及凝滞疼痛兼作等，方以四物汤加茯苓、甘草、桂枝、黑姜、附子等药，以温水行气，气行则血行。

证属血虚者，表现为行经量少，以及干枯、淡薄等诸虚证之象，如为肾中天癸之水不足者，必兼有骨热气逆，足痿脉数，子宫干涩，经血前后均无浆水的特点，治宜左归饮加菟丝、龟甲、阿胶、麦冬、五味、苁蓉，以滋天癸之水。如为胃虚，阳明冲任之血不足者，以经水色淡，只有水浆而少鲜血为特点，宜炙甘草汤、养荣汤，酌而用之，以补生血之源，而血虚可治。

证属血滞者，由于瘀血阻滞，常见身痛腹胀，寒热带漏，散经闭经诸多表现，病机为瘀血阻滞其气。若无瘀血，则经自流通，安行无恙。治以去瘀为要，四物汤加延胡索、桃仁、香附、乳香、没药等。血瘀兼有热象，应酌加黄芩、黄连；有寒，加干姜、附片。王清任血府逐瘀汤、膈下逐瘀汤皆宜使用。瘀血之甚者，应当采用仲景土瓜根下瘀血等汤。

总而论之，血气二者，原不相离。血中有气，气即是水。如瘀血阻滞，为血阻其气，主要责之在血，而破散其血，气自流通，治以桃仁、牡丹皮、五灵脂等。血分有热，为气分之水不足以濡血，用栀、芩等以泻火，泻火即是滋水。血分有寒，为气分之水凝湿滞而不化，以至于濡滞不流通，常用吴茱萸、细辛、桂枝、艾叶，以温水者温血，水温则气和，气和则血和。由此可知，男子瘀血及热结寒凝，治法与此并无不同。依据生天癸以生血之法，可推知男子滋肾养血之法；依据补阳明以补血之原，可推知男子补血之原；依据滋肺以养血之法，可推知男子生津以养血之法。至于血热而水凝为痰，血虚而水溢为汗，皆可以此类推。

5. 崩带

（1）带证

带证，主要表现为妇人面色青黄，肢体消瘦，心战腰酸，时下浊物，其物黄、赤、青、白、暗黑并下，为带脉之血，伤损而成。古人又分"白浊"一证，认为带下是带脉为病，其色污杂；白浊则是心、脾、肾三经为病，其色纯白。但是治疗时所用之方却几无差异。唐容川认为，带下、白浊本为一病，所下似血非血，均为胞中之水。此水清则为天癸，以济经血；浊则为白浊、为五带。此为水浊而血因以浊的缘故。

从生理上来讲，带脉下系胞宫，中束腰身，居身之中央，属于脾经。脾经土气冲和则带脉宁洁，而胞中之水清和，所以行经三日后，即有胞水，其颜色黄明如金。这是肾中天癸之水，得带脉脾土之制，而呈现的黄润之色，为种子之候，无病之月信。

一旦脾土失其冲和，不能制水，带脉受伤，注于胞中，因而造成带证发作，其色白浊污杂。治疗应当和脾以利水。治脾即是治带，治带即治水。肾著汤中用白术五千钱，治腰痛如带。以"肾著"名汤，实为指明肾中水邪，着于带脉，故从脾论治，以土治水而带脉自愈。所以说，女子带证是水不清，浊证仍是水不清，不必强分。总以和脾利水为主，胃苓汤主之。夹热者去桂枝，加黄芩、黄连、黄柏；夹寒者，加细辛、吴茱萸。脾土郁蒸，湿气腐化，变生五带，赤白污浊，治以理脾解郁，宜用逍遥散加防己、木通。有热象，加牡丹皮、栀子、黄柏；有寒象，加台乌药、艾叶、砂仁。

（2）崩漏

崩漏为女子非经期而下血之证。血量少者为漏下，多则为血崩。行经而去血过多，如水之流不能止，名为血崩。古人称之为"崩中"，认为血为中州脾土所统摄，脾不摄血，因以崩溃，所以命名为崩中，也是示人治崩，必治中州。土旺则月经规律，土虚则失信而漏下，甚则崩中。治法总以治脾为主。或劳倦伤脾，或思虑饥饱伤脾，脾虚不摄，宜用归脾汤，加艾叶、阿胶、灶心土。体质大虚的患者，宜用十全大补汤加阿胶、续断、升麻、炮姜、酸枣仁、山萸肉，再用鱼肚、鹿角、霜莲、米、姜、盐，炖食以调养之。黄芪、糯米、当归煎服，也能够起到大补气血的作用，六君子、养荣汤、炙甘草汤，皆为脾经补益之药，可以加减应用。上述是治疗崩中正治之法。此外，又有治肝以治脾之贼者，肝经怒火妄动，木郁克土，火扰而血不宁，其人善怒头痛，口苦目眩，胁腹胀满，六脉弦数，与脾经虚寒之证显有不同，宜归脾汤加牡丹皮、栀子、柴胡、白芍、麦冬、五味子，补脾土，清肝火，两面俱到；或用丹栀逍遥散加牡蛎、阿胶、蒲黄。

唐容川指出，带漏虽是水病，但是临床常可见到有夹瘀血的患者。由于血阻气滞，因生带浊，用小调经汤，随寒热加减治之。崩中虽是血病，但其病机关键在于气虚。气下陷则水随而泻，水为血之倡，气行则水行，水行则血行，宜服补气之药，以升其水，水升则血升，常用补中益气汤进行治疗。

6. 产血

从生理上看，妇人怀胎有血衣以裹儿，血衣之下，又有水衣加以衬垫。临产时，胎水先破，水衣先下，然后血衣破而胎儿分娩。分娩之后，胞衣乃下。这是一般认为的"水衣垫胎，水衣既行，则其胎颠坠，是以儿出"。而唐容川认为，胎产之事的根本原理在于气化。唐容川强调，"天地之大，总是以阳统阴；人身之生，总是以气统血。气乃肾中水化之阳，故气着于物，还复为水，吾是以有气即是水之论。妇人怀子垫胎之水衣，即气也，胎乃气载举之。气即是水。故水垫其胎，实则气载其血也。将产之时，水衣先行，气下行，故水下行，水行实则气行也。气既下行，则其胎血自随之而下，血之从气，又岂有气行而血不行者哉？故胎之未生，气载之；胎之将产，气运之。知此，则知护胎者必调气，催生者必行气。而治一切血证皆宜治气，均可于此悟出"。

（1）临产腰痛

临产之时，腰腹产生的剧烈疼痛，是由于气欲行而血未行，血阻气滞产生逼迫所致。初胎初产之妇，血道新开，阻碍气机运行，所以其疼痛比较剧烈；也有经产之妇，内有瘀血阻滞其气，而产生剧痛者。如果孕妇身体强壮，内无瘀血，将产时就仅是微痛或微胀。这是由于气行而血随之下，一方面血道并非初开，另一方面体内又无瘀血阻滞，便不会产生剧烈疼痛。临床遇见极痛而胎不下时，催生最宜采用行血的方法，舒畅气机，气下而胎随以下，常以佛手散加以治疗。交骨不开的孕妇，加败龟甲，及妇人油发烧灰。其治疗原则为活血，血活则气通，胎顺而自生。

（2）产后腰痛

诞下胎儿之后，产妇身痛腰痛，其病机为恶血不尽，阻滞气机。这是因为离经之血，必须下行而不可稽留。气无阻滞，自不作痛，又能生长新血。如果瘀血不去则新血不生，就会产生各处的疼痛，宜用归芎失笑散及生化汤治疗。产后百脉空虚，亟宜补血，唐容川在这里强调去瘀的原因，在于其认为"瘀血不去，则新血断无生理"。因此，尽管产后大虚，但仍应以去瘀为急要，去瘀正是生新的重要前提。

（3）产后血晕

产妇产后血晕，是由于血随气上，迷乱心神，所以眼前生花，甚者闷绝口噤，神昏气冷。有下血过多而晕者属虚，只是昏闷烦乱造成的，法当补血，宜用炙甘草汤，及八珍汤，加酸枣仁、龙骨、朱砂、牡丹皮；有下血少而晕，为恶露上抢于心，心下满急，神昏口噤，绝不知人，治法当以破血为要，宜当归、延胡索、血竭、没药、荆芥穗、京墨（煅红醋淬），童便为引。血晕之证，吐衄家间亦有之，临床也可参考此处而用药。

（4）产后血崩

产后血崩，为荣气空虚，不能摄血归经，治以大剂归脾汤。如兼汗出气喘，是血脱气散之危证，急用参附汤加阿胶、熟地黄、茯苓、甘草。又有怒气伤肝，肝气横决，血因不藏的患者，应采用归脾汤加炒栀子、阿胶、艾叶、柴胡，或者逍遥散加阿胶、牡蛎、棕榈炭、炒栀子、莲叶、香附等进行治疗。

（5）败血干肺

败血干肺，口鼻黑色，面如茄色，或发鼻衄，为气逆血升危候表现。临床常见或则喘急，或咳逆欲死，病机关键在于肺虚不能制节其下。因此，下行之血得以上干，宜用参苏饮。鼻衄加杏仁，喘咳加五味。吐衄家，血干肺脏者，也可参考治疗。

（6）败血干心

败血干心，临床表现为心气闭塞，舌强不语，神昏谵语，如见鬼状，宜用归芎失笑散加龙脑、朱砂、血竭、没药进行治疗；牛膝散加酸枣仁、琥珀、熟地黄、人参也适宜使用。

（7）败血干脾

败血干脾，临床表现为呕逆腹胀，不能饮食，处以生化汤加半夏、茯苓、枳壳、厚朴。如果并发水肿，是由于血从水化而变为水，与血变为脓无异，既从水化则从水治之，方以五苓散加蒲黄、牡丹皮。

总之，唐容川认为，血以下行为顺，上行为逆。理解了产血上逆为病，便能够推导出吐衄之血上逆为病的诊疗规律。但吐衄与产血，其病原不同，故治法亦异。

（8）产后喘促

产后喘促，为临床最危急的病证。由于荣血暴竭，卫气无根据，形成血脱气散之证，宜用参附汤，或四磨汤进行治疗。如果因败血乘肺，气喘目黑，鼻起烟煤，是为肺气将绝之证，当以参苏饮治疗。上述二证，一是肾气虚脱而阳上越，一是肺气虚竭而血上乘。两方的关键药物皆在人参，能够大生水津。水为气之母，方主补气，故用人参以滋水，滋水即是补气。虚阳上越，则佐附子以引之归根；血上干，则佐苏木以速之下降。男子血气脱绝之证也可参考此条治疗。

（9）产后汗出

产后汗出，应表现为全身微似有汗的正汗。这是因为产后阴血空虚，微微汗出是气来就血，阳来和阴的表现。汗为气分之水，产后血不足而气有余，所以微泄其气，以与血配，是阴阳和调的产后佳兆。若阴虚于内，阳浮于外，阳气鼓动，阴液外漏，溅然汗出，就是自汗。临床应与微汗相区别，法宜补阴引阳，处以圣愈汤加附子、五味、麦冬、龙骨治之。如果大汗亡阳，汗如流水，为产后元气脱散的表现。气即为水，气脱故大汗，必须使用大剂参附汤回阳救逆。临床还有产妇但头汗出，齐颈而还，为血气不和，气郁上蒸，所以但头汗出。仲景名为"郁冒"，用小柴胡汤治疗。此外，盗汗阴虚患者，常以当归六黄汤治疗。此与吐衄家汗出诸证有相通之处，可以互相参考。

（10）产后发热

产后发热有数种情况，临床需要进行鉴别。如因阴血暴伤，阳无所附，用四物汤加炮姜，从阴引阳，为正治之法。如头痛、恶寒而发热，证属外感，不能作普通伤寒进行治疗，只能用四物汤加荆芥、柴胡、葱白，以和血解表。如停食发热，常可见到胀闷、嗳气、呕哕等表现，应用异功散加山楂、神曲、麦芽、厚朴、生姜治疗。若因瘀血壅滞而发热，必见身腹等处刺痛症状，应以生化汤治疗。如果失血过多，烦躁口渴，面赤身热者，常以当归补血汤治之。一旦阴虚较甚，阳无所附，造成孤阳外越而发热的情况，急进参附汤救之。

以上是产后杂证中比较具有代表性的，大都与吐血可以互相发明。另外，产血与吐血不同之处，还有如下两条。第一，产后气下泄，故多脱证；吐血气上逆，故少脱证。第二，吐血之脱证治皆宜降；产后之脱证治皆宜升。

（三）血中瘀证治

1. 瘀血

吐、衄、便、漏诸证，均由离经之血而造成。离经之血与荣养周身之血，已经难以融相互合。离经之血入胃，可以吐下的办法治疗；在经脉而未入于胃，应当尽快用药消除，或化从小便出，或逐从大便出。务必要使其不留于体内，无余邪为患。离经之血在身，不能与在经之血相互融合，反而影响新血化生。所以血证总是应当以去瘀为关键。

一般认为，血块为瘀，清血非瘀；黑色为瘀，鲜血非瘀。这种说法是不准确的。既是离经之血，虽然从外观上来看为清血、鲜血，但已经属于瘀血。离经时间长久以后，清血、鲜血就会变作紫血。举例来讲，皮肤杖伤，初期其色红肿，可推测血初离经，仍是鲜血。伤后数日，出血部位色变青黑，可推知离经久了，其血便会变作紫黑色。此血在经络之中，虽颜色变为紫黑，但从性状上仍是清血，而非血块。因此，能够随气营运，走入肠胃，造成吐下血证。在经络中形成血块，是无法走入肠胃之间的。

吐衄之证，无论其性状清、凝、鲜、黑，治疗总以去瘀为先。既有瘀血，便有瘀血的临床表现，医家临证可放手治疗。如瘀血攻心，表现为心痛头晕，神气昏迷，不省人事，无论产妇及吐衄家，此证均为危险证候。治应急降其血而保其心，用归芎失笑散加琥珀、朱砂、麝香；或归芎汤调血竭、乳香末亦可。瘀血乘肺，临床表现为咳逆喘促，鼻起烟煤，口目黑色，治用参苏饮，保肺去瘀。上述都是危急病证。临床常可见到吐血实时毙命，多是由于瘀血乘肺，壅塞气道，肺虚气促，运用此方最为稳妥。如果病机表现为肺实气塞，治疗时不必再补肺气，只需去除瘀血，使气不阻塞，即可痊愈，方以葶苈大枣汤加苏木、蒲黄、五灵脂、童便。

瘀血如果在经络脏腑之间，由于瘀血堵塞气机往来，表现为周身作痛。所谓"痛则不通"，常以佛手散加桃仁、红花、血竭、续断、秦艽、柴胡、竹茹、甘草，以酒为引；或用小柴胡汤加当归、赤芍、丹皮、桃仁、荆芥，更是通治内外之方，较为妥帖。

瘀血在上焦，或表现为发脱不生，或表现为骨膊、胸膈顽硬刺痛，目不了了，以通窍活血汤治之；小柴胡汤加当归、赤芍、桃仁、红花、大蓟也可以治疗。瘀血在中焦，则表现为腹痛、胁痛，腰脐间刺痛着滞，以血府逐瘀汤治之；小柴胡汤加香附、姜黄、桃仁、大黄亦治之。瘀血在下焦，则表现为季胁、少腹胀满刺痛，大便黑色，方以失笑散加醋军、桃仁，膈下逐瘀汤也可治疗。

瘀血在里，常常会出现口渴。因为血与气本不相离，内有瘀血，气不得通，不能载水津上升，所以发渴，唐容川称之为"血渴"。如使瘀血散去，则会缓解口渴症状，用四物汤加酸枣仁、牡丹皮、蒲黄、三七、天花粉、云苓、枳壳、甘草；或者小柴胡汤加桃仁、牡丹皮、牛膝治疗。唐容川推荐，温经汤以温药去瘀，认为能治积久之瘀，临证可以酌情使用。

瘀血在腠理，则荣卫不和，发热恶寒。腠理在半表半里之间，为气血往来之路，瘀血在此，伤荣气则恶寒，伤卫气则恶热。因此，临床常可见到寒热如疟之状，治以小柴胡汤加桃仁、红花、当归、荆芥。

瘀血在肌肉，则翕翕发热，自汗盗汗。肌肉为阳明所主，阳明燥气之令常可以使血瘀滞，使热蒸腾，所以其证像白虎。唐容川常用犀骨地黄汤加桃仁、红花、治之；血府逐瘀汤加醋炒大黄，也可使用。

瘀血在经络、脏腑之间，则结为癥瘕。瘕的特征为或聚或散。气为血滞，则聚而成形；血随气散，则没而不见。待其聚集时，宜以散气为解血之法，用九气丸治疗。在胸膈上者，酌加桔梗、枳壳、瓜蒌、生姜、甘草；在右者；加苏子、桑皮、陈皮；在左者，加青皮、牡蛎、当归；在中焦大腹者，加厚朴、枳壳、防己、白芍、甘草；在小腹下者，加橘核、小茴香、荔核、槟榔、川楝子、五灵脂。气散则血随而散，便不会再结聚了。临床还须注意，瘀血既散之后，应防止其复聚，宜用调血为和气之法。此时瘕气散解，处于血分之中，只需调血则气自和，瘕气便不会复聚。治以逍遥散加牡丹皮、香附；或以归脾汤加柴胡、郁金子。癥为常聚不散。如果患者血多气少，气不胜血，以至不散；或纯是血质，或血中裹水，或血积既久，也能化为痰水。水即为气，癥之为病，总是气与血胶结而成。治疗应采用破血行气的办法，消除殆尽。如果病人体虚久积，不便攻治，亦宜用攻补兼施方法，消除瘀血。攻逐瘀血，宜用抵当汤、下瘀血汤、代抵当丸；攻痰水宜用十枣汤；若水血兼攻，则宜用大黄甘遂汤，或秘方化气丸。外治法，宜贴观音救苦膏。

瘀血在经络脏腑之间，被气火煎熬，则形成干血。临床特征为骨蒸痨热，肌肤甲错，皮起面屑，名为干血痨，当以仲景大黄䗪虫丸治之。唐容川认为，干血有质，与气化隔绝，非寻常行血之品所能治，所以用诸虫啮血之品，以消蚀干血。瘀血不去，新血便无生机；干血不去，新血也同样不会化生。尽管临床可能见到诸多虚证，治疗总应以去干血为主，但在服药方式上，可以滋补之药送下此丸，也是调停的一种思路。

瘀血在经络脏腑之间，被风气变化，则生痨虫。唐容川认为，气为肾水之所化，气动即为湿；风为肝阳所生，风动即为热。湿蒸热煽，就会将瘀血变化为痨虫。临床可见面色乍赤乍白，乍青乍黄，唇口生疮，声嗄咽痒，烦梦不宁，遗精白浊，发焦舌燥，寒热盗汗，口出秽气，不知香味，喜见人过，常怀忿怒，梦见亡先，惊悸咳逆，或腹中有块，或脑后两边有小结核，或食豆而香；又用乳香熏其手背，帕覆手心，须臾毛长至寸许；每日平旦精神尚好，日午向后，四肢微热，面无颜色等诸种复杂表现，皆是痨虫之候。临床常用月华丸进行治疗。平时可多食鳗鱼肉，既可滋补，又善杀痨虫；或用鳗鱼骨烧黑，鳖甲炒为末，煎人参、当归、白芍、白薇汤送下。此方能补虚杀虫，相辅而行。如果专事杀虫，金蟾丸也可间服；

金线蛙烧服亦妙。或者用黑猫杀取肝，焙干为末，月初五更空心服，杀除痨虫有良效，临床可代替獭肝、獭爪为末，酒下。痨虫居肺叶间，咯血声嘶，大都可以治愈。

2. 蓄血

蓄血形成的原因，或为伤寒传经之邪，或为温疫时气之邪，传于血室之中，导致周身之血，皆为邪所招致而蓄聚胞中，临床表现为小腹胀痛，其人或寒或热，昼日明了，夜则谵语，甚则发狂，呼叫打骂，正如《内经》所谓"血在上喜忘，血在下如狂"。还有癫犬咬伤，毒聚胞中，令人发狂，皆属蓄血之证。临床应以仲景抵当汤治之，桃仁承气汤亦治之。如果临证一时难以决断，可用膈下逐瘀汤加大黄。如果血犹未结，只是热入血室，夜则谵语，用小柴胡汤加桃仁、牡丹皮治之。

3. 血臌

血臌之证，临床表现为胁满、小腹胀，满身血丝缕，烦躁，漱水，小便赤，大便黑，腹上青筋。前人多认为血臌是妇人之病，只有喻嘉言独认为男子也常发此病。其症面色萎黄，有蟹爪纹路，脉虽虚极而步履如故，多怒善忘，口燥便秘，胁胀腹疼，待臌胀形成之后，腹大如箕，遂难以救治。血臌患者以东南沿海地区最多，因海边百姓多食鱼盐。鱼味甘美，多食令人热中；盐味咸苦，性偏走血。血属阴，初与热合，不觉其病，日久月增，中焦冲和之气也渐受热而发生变化。气热互结，会阻碍血之周流。血臌病的形成，正是由于气居血中，血裹气外，好像妇人受孕的样子。病情发展到极致的时候，腹部胀大，状如抱瓮。凡五方之膏粱浓味、椒姜桂糈，造成热中的情况，皆可形成血臌。临床治疗，常以六君子汤加干姜、川芎、防己为末，用陈米、荷叶煎汤泛丸，白汤下。这一治法体现了执中央以运四旁的治疗思路。

唐容川认为，喻嘉言有关血臌形成的缘由，论述较为详细明确。只是其所推荐的治疗主方，与"气热则结而血不流"的病机认识，不相符合。因六君子汤与所加之药，只是针对治疗痰臌，且须是由寒饮而形成。如喻嘉言所论之血臌，治疗时应采用清和理气之品为主，采用攻法应以代抵当丸，和法应以丹栀逍遥散加姜黄、香附为方。前人所议以桃奴散或琥珀散治疗，主要是针对血因寒凝的病机，与喻嘉言所论根本不同。临证时，医生应当审证择用。

又有石瘕、肠覃，临床表现如怀子，腹日以大。月事按时而下者为肠覃，缘于寒气客于肠外，属气病而血不病，治宜橘核丸。月事不以时下者为石瘕，为寒气客于子门，造成子门闭塞，恶血当下不下而成病，属于气病而血亦病，治宜琥珀散、桃奴散，后服温经汤。

仅有腹胀者，为血臌。如果四肢皆胀，有的先从四肢肿起，其色红者，称之为血肿；也有不红者，血从水化而为水，所以其色不红。有的得于吐衄之后，瘀血化水而肿；有的得之于妇人经水不行，血化为水而肿。瘀血既化为水，治疗时就应兼治其水，方以五皮饮加当归、白芍、蒲黄、牡丹皮、桃仁治之；或用干漆、雄黄以醋为丸，以麦芽汤下也能够起到治疗的作用。

此外，凡臌胀、浮肿，应分辨阴证与阳证。阴证脉沉涩弦紧，必有寒痰诸多表现，宜中满分消汤加桃仁；阳证脉数口渴，便短、气逆，宜用小柴胡汤加知母、石膏、防己、牡丹皮、桃仁、猪苓、茯苓、车前子治之。

4. 经闭

妇女经闭有四种类型，即寒证、热证、实证和虚证。

因受寒而经闭，其病机在于积冷结气，经水断绝，至有历年，胞门为寒所伤，经络凝坚，阴中掣痛，少腹恶寒，上引腰脊，绕脐寒疝，并进而可能由此导致瘀血不行，留结形成石瘕。上述表现皆为霜凝冰结之象，治疗可用温经汤，或用温药下之，以附子理中汤加当归、桃仁、大黄、细辛、牛膝、肉桂，或生化汤下之。经通之后，再服肾气丸收功。

热证闭经的病机，在于肝火横逆，从胞脉上迫于心肺，心肺之气，不得下通，表现为寒热发作，头晕耳鸣，烦躁多怒，咳逆气上，治宜平其肝火，使肺气得以下降，心血得以下注。治以当归芦荟丸加桃仁以攻之，或丹栀逍遥散加桃仁以和之。如果胞中火逆，随冲任两脉上冲，表现为头晕颊赤，咽喉不利，发热口渴，咳逆喘息，其病机在于胞气上逆，合于阳明而为燥动之证。治疗应从阳明以折冲逆，使火下降，方宜玉烛散。如脾胃素虚，不便攻治，则采用玉女煎加桃仁、牡丹皮治之。唐容川特别推荐，《金匮》麦门冬汤，认为其特别擅长逆折冲气，可以在临证中酌情使用。以上数方，皆从阳明降气，使气下达于胞中，经闭自通。又有从肾中引气下行，使得经闭得通的方法，治疗采用六味地黄汤加知母、黄柏、牛膝、桃仁，体现了引冲气下行的隔治之法。

实证经闭，表现为妇人少腹如敦状，小便微难而不渴，其病机在于水与血结在血室，方以大黄甘遂汤主之。又仲景曰："妇人伤寒、中风，经水适断，胸胁满，如结胸状，谵语者，此为热入血室也。小柴胡汤主之。""妇人经闭，脏坚癖不止者，中有干血，湿热腐变，化出白物，矾石末纳入阴户。"唐容川主张可用土瓜根汤加黄柏、防己治疗。还有如小腹结痛，大便黑色，小便不利，妇人自觉血欲行而难下，经方中宜用抵当汤，时方可用膈下逐瘀汤。

虚证经闭的原因，其一是因失血过多，妇人面色与爪甲之色俱浅淡黄白。其原因在于气虚失摄，血从口鼻吐衄而出，血气不足，不能灌注胞中变为经水。治法宜止其吐衄之血，使其下行，再补其虚则血生而气顺，下注胞中，则经闭可通。治疗宜用四物汤加牛膝、枳壳、降香、郁金、血余炭、童便、茯苓、甘草、阿胶。其二是因为过淫精竭，肾中天癸之水不至胞中，不能引动冲脉之血，病机为阳不倡阴，水不化血，治宜滋补其水以益天癸，左归饮或三才汤主之。其三是因生产过多，伤血血枯，治宜圣愈汤。室女血枯,名为童痨。室女本应正当血盛,反而经少血枯,表现为骨蒸肌热,面色枯白,两颧发赤,懒于饮食,皮干消瘦,咳嗽喘息,治疗宜大滋其血之化源,使得血得到大量的化生,诸证即可缓解,方以炙甘草汤。其四,是由于妇人女子,不得隐曲,心念不遂,脾气抑郁,以致胃病,不思饮食,倦怠少神,怔忡健忘,脾不化汁,心不化赤。其病机为血虚而无经水,血虚则生内热,肌肉干瘦,如风之消物,所以又名风消,在治疗上有一定的难度。方宜归脾汤。血虚则火盛无制,心乘肺金,金气不行,不能运布,水津留于胸中,津液尽化为痰,咳嗽不已,日久成痨。《内经》所谓"传为息贲",则不能治。如果仅有喘息的表现,可用都气丸加人参、麦冬、酸枣仁、五味子、钟乳石,或者用天王补心丹、保和丸、清燥救肺汤,皆可治疗。如果形成息贲之证,宜用叶氏养胃汤加熟地黄、五味、云苓。

(四)血外渗证治

血外渗,是由于各种因素导致的即血液不循常道,溢于体外的出血性病证。有汗血、血箭等。

1. 汗血

阳分之水阴不足,则益伤血之阴。伤寒汗出过多,则虚烦不寐,以其兼伤血分之阴。心主血分,血分之阴伤,则心气为之不宁。又有伤寒,即当从汗而解。今不得汗,但从鼻衄而愈,其衄名为红汗。此证多由阳分之邪夹水不能外出,乃乘阴分之血,从鼻衄出,名为红汗。所以古人云:"阳乘阴则吐衄。"若阳乘阴而内逆者,发为吐衄;阳乘阴而外泄者,发为皮肤血汗。血为心之液,皮毛为肺之合。治法宜清心火,火清则阳不乘阴;兼治肺金,肺调则皮毛不泄。凉血地黄汤,加桑皮、地骨皮、蝉蜕、百合、蒲黄治之。血虚火甚者,以当归六黄汤治之。气虚血少者,用当归补血汤,加桑白皮、地骨皮、牡丹皮、蝉蜕、棕榈炭、黄芩、秦皮治之。外用煅石散扑之。仿仲景汗出不止,用温粉扑法之意。或用桃花散扑之亦可。

皮毛为肺之合，汗血宜治肺金，以敛皮毛，人参清肺汤加蒲黄最宜。血为肝之所司。肝火亢烈，逼血妄行，宜当归芦荟丸，从内以攻治。若肝火亢甚而汗血，借用此方尤为合法。胃火亢甚，亦能汗血。因胃主肌肉，热蒸肌肉，故令汗血，宜竹叶石膏汤，加蒲黄、蝉蜕、牡丹皮，犀角地黄汤亦可治疗。

2. 血箭

症见从毛孔中流出一条血，有似箭之射出。由心肺火盛，逼血从毛孔中出，治宜清心火，以除血出之源，用凉血地黄汤加蒲黄。又宜泻肺火以敛皮毛之气，使毛孔不渗泻则血自止，用泻白散加生地黄、蝉蜕、百合、五倍子、黄芩、蒲黄、杏仁、白及。心肺兼治，宜用生地黄散。血出过多，昏愦不省人事者，与吐衄血脱气散无异，宜独参汤加附片、蒲黄；当归补血汤、十全大补汤，皆可择用。

3. 血痣

血痣初起，其形如痣，渐大如豆，触破时长流血水。其病机是由于肝经怒火，郁血凝聚而成。治疗应以丹栀逍遥散和凉血地黄汤。如果触破流血，需要用花蕊石散外掺。血止之后，用田螺散枯其本痣，另用生肌药收口。未触破及未流血者，前人未记载治法，唐容川提出可以用虻虫为末姜醋调搽，或郁金、三棱磨醋外搽，或真琥珀擦热。每日数次，内服之药如上。

4. 血瘤

癣疥、血点、血疙瘩等，一切皮肉赤痒，名色不一的病证，唐容川统称之为血瘤，其病机皆由血为风火所扰，火甚则起点、起疙瘩，风甚则生虫、生痒。火甚赤痛，治宜凉血地黄汤加荆芥、蝉蜕、红花、杏仁；风甚作痒，治宜和血消风散。血瘤之病的治法，与一切火游丹、漆疮、风丹诸治法类似。临床如果遇到兼热色白，或流黄水的情况，仍可采用上述二方加苍术、赤苓；兼寒，或表现为青暗、硬肿者，加桂尖；外用金银花、陈艾、川椒、食盐煎水洗。另外，还可以使用大枫丹，以香油调和外搽。

5. 疮血

疮病的总病机为血气凝结，或由于寒凝，或由于热结，或由于风肿，或由于湿郁，总是凝聚其血而成。治疗时，初起总宜散血，血散则寒热、风湿，均无遗留。进一步的治疗应注意调脏化毒，治宜托里，使气达疮。疮的形成在于血结，脓的形成也是由于血化。血之所以能化成脓，是由于受到热气熏蒸，而腐化成脓。气即是水，所以故血随气化而变为水。之所以不称为水而称为脓，是因为脓是血所化，但较水更浓。热毒既化脓，所以不会内攻。脓其未溃时，气虚则难于蒸化；待到脓化时，尽管存在短暂的气实蒸腾过程，但很快气随脓而渗泄，而转为气虚。治法宜采用固元，以大补其气。相比较吐衄而言，气迫血行，造成气逆吐衄；血滞气行，则凝而为疮疽。针对气迫血，治宜破气以和血；血滞气，治宜破血以和气。因此，吐衄宜补血，血旺则气平；诸疮宜补气，气旺则血行。凡脓疮溃后，宜大补元气。与吐衄不同，脓疮的病机关键是气盛血虚，只宜滋血以平气，而不宜助气以动血。但是疮溃之时，也有部分瘀热未清，所以不得骤用温补；吐血之后，也有元阳大虚的情况，又不得拘守清凉。所以，吐血病证，应审其血亡而气亦随亡，以及阳气不能摄血者，治以十全养荣汤、归脾汤、参附汤等。

诸疮内治，初起肿硬，应当采用散血的办法，仙方活命饮主之。兼有恶寒无汗，加麻黄；发热、心烦，加老连、石膏；大便燥结，加大黄。疮肉顽梗暗滞，阴证结毒，为无气以发之，酌加桂枝尖、生姜、大枣；疮内平塌不起，以及走散，恐毒内攻，加黄芪、大枣、生姜。血凝于气分之际，血行则气行，故以破血为主，破血即是调气。相比较吐衄而言，吐衄是气乘血分之内，气降则血降，治疗当以破气为主。

诸疮调脓，方以托里消毒散为主。如果患者血凝不化，则必须补气，使其蒸腾腐化，采用补托的方法，令快速溃破。因为疮为血凝气分之病，唯恐气不足以化。故宜补气而制血。相比较吐衄，后者为气乘血分，临床唯恐气逆血升，所以宜平气以调血。

诸疮既溃，其病性就转属虚损，治宜固元益气，方以内补黄芪汤主之。如果脓干而不外透，其关键在于气虚。气既是水，气不足，故水少而干；气既不足，则不能送脓外出，所以在病灶就留滞而结脓管，宜以黄芪建中汤，重加金银花、赤豆芽、当归治之。如果脓质清稀，病机属于血虚。脓为血所化，血少故化脓亦清。治宜当归补血汤主之，炙甘草汤加黄芪，或养荣汤。

一般认为，脓疮溃后属虚，但也有瘀未化尽者，治疗时仍应注意避免峻补导致留毒，应内服托里消毒散，外用乌金膏。如果此时失血，造成虚中夹瘀，也不能关门逐贼，脓溃许久而仍有脓管者，当用乌金膏治疗。如果脓口不愈，内毒将会不断攻发，便会难以痊愈。比如干血痨，内有干血，如果不能去其干血，新血也不能化生，皆属于虚中夹实。由于病机虚实错杂，临床疗效往往不佳。

吐血止后，宜补血以调气；而疮疽溃后，宜补气以生血。吐衄在血分，气实血虚；而疮疽在气分，血实气虚。外治之法，消肿宜用远志膏，用远志酒煮捣敷，及金黄散，功能化腐去瘀，宜巴豆炒黑研点，名乌金膏；田螺捻子亦佳。生肌，宜用乳香、没药为末，名为海浮散；再加珍珠，名为化腐生肌散。

6.创血

刀伤出血，与吐衄不同。刀伤为平人被伤出血，不存在偏阴偏阳的病机，所以只是需要止血，止得一分血，则保得一分命。止血不分病机阴阳属性，有以凉药敷上而血止，如桃花散；有以热药敷上而血止，如黑姜灰。

与吐衄不同，吐衄的病机存在偏阴、偏阳之不同。所以，吐衄家止血，必以治病气为主，与刀伤相异。刀伤二三日后，与吐衄的病机即有类似。见有瘀血肿痛者，宜消除瘀血，在伤口外敷花蕊石散。肿处还可用乳香、没药、麝香、三七、葱白捣敷。一旦瘀血消散，则痛肿自除，常可内服巆峒丸。

刀伤失血过多，常常导致阴分受伤，症见心烦、发热、口渴，法宜补气以生血，血足津生则不渴。治宜圣愈汤加酸枣仁、天花粉、儿茶、乳香、没药、甘草。刀伤治宜补气以生血，使气达患处，以助生肌，气充肌肤，能够通行血气。如果气虚不能统血，气寒不能生血，则宜用八珍养荣、参附等汤，气固则血固。

唐容川认为，刀伤治疗应避免冒风。人的卫气具有卫外的功能，卫气生于膀胱，达于三焦，外循肌肉，充于皮毛，外邪不得侵入。刀伤破其皮肉，如壁之有穴，墙之有洞，容易招致盗贼。因此，刀伤更易外感，病见发热头痛，牙关紧闭，吐痰抽掣，角弓反张，大都是卫气为病，差异之处在于多一出血证而已。

如果无汗，属于风中夹寒，闭其皮毛，宜用小柴胡汤加荆芥、防风、紫苏。小柴胡汤为治热入血室之方。凡外邪干于血分，使用小柴胡汤，均能疏理而和解。加宜助卫气之药，则偏治卫气而主发汗。破伤风治法、失血家虚人感伤，以及产后伤寒治法，皆可依此施治。刀伤失血过多，不可再用发汗，宜以当归地黄汤，即四物汤加去风之药，以补血祛邪。失血家吐血过多，及产后失血过多，复得感冒，其治法与此相同，皆宜先滋其血，以助汗源，后宜其气，以解外邪。

有汗者，为风中夹热，沸出肌肉之间，治法宜清散其热，方以当归芎黄汤加僵蚕、蝉蜕。如果兼大便秘结，加大黄治之。此即《伤寒论》"发热汗出用白虎汤，燥结者用承气汤"之意。

刀伤为气分之血病。所以邪在表者，从气分以发之；邪在里者，从气分以夺之；邪在半表半里者，从气分以和之。兼用血药斡旋其间，血调而气亦调，气调而血愈治。如果患者本为失血家，则属血中之气病。如果感冒，则主要应采用调血的办法，兼用气分之药。

凡是刀伤冒风，宜用僵蚕、蝉蜕捣和，葱白敷之，能拔风消肿，效果明显。

刀伤溃烂，与脓疮的治法相同。血凝不散，为气所蒸，则化而成脓。血属阴，气属阳，阴从阳化，所以脓状似水。脓为血经气化成水，故其非水而有血的属性。从性状来看，脓液稠浊似水，实为水与血交并而成形。所以，凡去脓之药，即是去水之药；提脓之药，即是干水之药。治疗时，内服八珍汤加薏苡仁、木通，或六君子汤加当归、赤豆芽。外敷化腐生肌散，提脓加龙骨，生肌加珍珠。

7. 跌打血

跌打折伤，尽管并非内科、妇科失血病证，但其伤损血脉，与失血病证的致病原理是一样的。凡跌打损伤，破皮出血，与刀伤失血的治法相同，可外敷花蕊石散，内服化腐生肌散，能够起到血止瘀去的效果。如流血不止，要防止其血泻气尽，失血过多，导致心神不附，烦躁而死，宜用当归补血汤加酸枣仁、人参、朱砂、白蜡、茯神、甘草，外用人参为末，珍珠、血竭、象皮末敷糁。如亡血过多，表现为烦躁口渴，发热头晕等，宜大补其血，方用圣愈汤加酸枣仁、麦冬、柴胡、天花粉、牡丹皮、朱砂，或用独参汤。这些针对性的治法，也反映出失血过多，阴虚发渴的规律与治疗原理。有时跌打损伤尽管没有造成皮损，但是已经影响到血脉与肌肉，临床表现为肿痛；伤其肋骨，表现为折碎；伤及腰胁间，表现为滞痛。如果损伤情况比较严重则很难治愈，伤势较轻而主要表现为疼痛的，皆为瘀血凝滞而致。无论接骨还是逐瘀，常以嵯峒丸去大黄，加续断、碎蛇，外用自然铜、官桂、没药、乳香、桂枝、大黄、虻虫、䗪虫，以酒调敷。如果是已伤之血，流注结滞，著而不去，应当采用攻逐的办法使之排出，否则有可能发为吐血，酿作痈脓，治宜当归导赤汤攻下瘀血。造成吐血的，应以吐血法治之；造成痈脓的，应从痈脓法治之。

跌打最危险的情况，是出现了血攻心肺之证。血气攻心，表现为心痛欲死，或心烦乱，或昏迷不省人事，治宜归芎散加乳香、没药，或以失笑散也可治疗。这种情况与产妇血攻心、血迷心的治法较为相似。血气攻肺，表现为面黑胸胀，发喘作渴，病机为气虚血乘于肺。在妇科，治产后气虚，瘀血入肺，表现为面如茄色，急用参苏饮治疗。所谓乘肺，并非仅仅乘肺之气分，而是血干肺脏的危候。肺本为清虚之府，其气能下行，以制节诸脏，人体就会气顺而血宁。如果其气不顺，则会造成血干气分，发为吐衄。跌打损伤血气攻肺，为血直干肺脏，较之干气分者更为危险。应当急用人参以补肺，肺得补则节制行，其气下降，使血亦随气而下；再用苏木以行血，血气顺行。采用这样的急救办法，有可能挽回这种危候。

由此可推知一切血证，总应清金保肺，以助其制节。如果仅为肺虚而制节不行，治宜人参以保肺；如果肺实而制节不行，则宜用葶苈以泻肺；肺寒而制节不行，则宜干姜、半夏以温肺；肺热而制节不行，则宜知母、黄芩以清肺。一切血证的治疗方法，均可从此类推。

跌打伤后，有作呕的表现，是因为损伤之人，可能有受惊、发怒的病史，肝气郁滞而伤肺，治宜小柴胡汤加牡丹皮、青皮、桃仁。

跌打伤后，有咳衄喘逆的表现，其病机为血蕴于气分之中，治宜十味参苏饮，以疏发其气，气散则血散。这种情况的治疗，与内伤咳衄者不同。内伤咳血是气蕴于血分之中，如果治疗发动其气，则血分受到鼓动而不得安宁。故以清理其血为主，二者须作比较分析。内有瘀血则发渴，血虚亦发渴。有瘀血则身痛便结，治宜玉烛散治之；血虚发渴则心烦不寐，盗汗身热，治宜竹叶石膏汤加生地黄。凡失血发渴的治疗，可以据此而类推。

跌打损伤，刚痊愈之时，有遇节气变化，或逢阴雨、湿热天气，伤处容易疼痛，甚则作寒作热。这是由于瘀血著而未去，留伏经络之间。如果天气节候不发生改变，患者身中营运之气也不会发生变化。一旦遇到天气节候变化的影响，潜伏的瘀血便不能安然内伏，所以临床表现为疼痛发作。治宜小调经汤、小温经汤或通脉四逆汤，随其上下内外，辨证施治。

（五）兼见诸证证治

1. 痨瘵

痨瘵之证，临床表现为咯血痰嗽，遗精泄泻，潮热盗汗，瘦削疲倦，梦与鬼交，或梦亡先，喜见人过，常怀忿怨，平旦病减，午后病增，发热心烦，口燥鼻干，脸红唇赤，骨蒸肺痿，咽痛失音。如果长期腹泻不止，临床预后不佳。其病缘于酒色损伤，以及失血之后，瘀血郁热，化生痨虫，蚀人脏腑之精血，变生诸般怪证。病患死后，虫气传染家人，名为传尸，又名尸疰，是形容其自上注下，临床表现与前死之人相似。

临床诊断痨虫的方法，是看其是否腹中有块，或脑后两边有小结核；或用乳香熏手背，以帛覆手心，稍候则手上出毛长寸许，毛色白黄者可治，红者稍难，青黑者死。如果熏手无毛，就可以排除痨虫证。此外，还可以用真安息香，烧烟吸熏，如果不作咳嗽，则可以排除传尸；如果烟入即嗽，便可诊断。

在自然界中，枯死的草木必先腐烂，便会生虫；人身也必先有瘀血，虚热郁蒸，痨虫才能产生。虫为风木之气，人身肝主风，木又主藏血，肝脏之血，一旦发生瘀积，就好比是木之腐烂。于是肝脏风气，郁遏蒸煽，将瘀血化生为虫。既化为虫，临床治疗就应从虫治之。唐容川体会，可以用干漆、明雄、川椒、楝根皮、白颈蚯蚓、升麻、郁金，共为末，用开水于早上五更时服用，体内的痨虫不吐即下。此法以杀虫为主导思想，特别是干漆和郁金，能够兼治瘀血。因为痨虫是瘀血所化，所以杀虫仅是治其标，而去瘀才是治其本。既往很多医书记载的方法只言杀虫，而不知虫之所自生，所以临床疗效有限。《辨证录》采用移尸灭怪汤，治痨虫传尸，其方以去瘀为主，所以效果很好。

痨虫由瘀血所化，其产生之后蚀人精血，人之正气，日以消耗，如果不治其虚，只顾杀虫，痨病终不能痊愈，治宜月华丸，补虚兼有去瘀杀虫的功效，其治法可以万全。鳗鱼肉也可常食，或鳗鱼骨、鳖甲、知母、山茱萸、柴胡、当归、青黛、桃枭，做成丸药，用人参汤送下，也是攻补兼行之术。

一般湿热积痰皆能生虫，与小儿疳虫的产生没有分别，可以用金蟾丸治疗。而血化之虫，灵怪难治，杀之后，又当滋补其虚。痨病大都为阴虚见症，治宜琼玉膏，酌加黄柏、知母、紫河车更佳；阳虚患者很少见，治宜六君子汤。

2. 咳嗽

失血患者，十有九咳。这是因为肺为华盖，其中津液充足，则肺叶腴润，覆垂向下，将气敛抑，使其气下行，气下则津液随之而降；进而，水津四布，水道通调，肝气不逆，肾气不浮，也就不会发生咳嗽。唐容川认为，血为火化而成，津为气化而成，二者本相济相养。水不济火则血伤，血不养气则水竭。水竭则津不润，肺血伤则火来克金，金被火克，不能行其制节，于是在下之气，得以逆上。气既逆上，造成水津不能随气下布，凝结为痰；在下之水邪，随气而升泛为水饮。上述种种病机，皆可导致咳嗽。以下列举与血证相关的咳嗽证治。

肺脏津虚，火气乘之，致成燥咳。临床表现为气呛痰涩，或带血丝，久成肺痿，治宜清燥救肺汤。

痰火凝结，咳逆发渴。喉中痰滞，其病机是由于津液不散，阻塞气道，治宜清利其痰，滋养其津，紫菀散主之。

水饮冲肺，咳逆倚息，不得卧。由于失血之人，肝经风火太盛，激动其水，上逆冲肺。卧则肺叶张，水饮愈冲，所以不得卧息，治宜葶苈大枣泻肺汤。唐容川常用二陈汤治饮，加苏子、柴胡、白芥子、黄芩、石膏、杏仁、荆芥、薄荷、枇杷叶，能够起到风火兼治的作用。这与杂病咳嗽，因寒动水的情况不同。后者属于水饮冲肺，宜小青龙及真武汤。血证咳嗽，多是内动风火，激水而上，青龙、真武等，又为其所忌，临床应当仔细审辨。

虚痨咳嗽，虽然其病缘于火克金，水乘肺，但是深究其原因，皆在于胃。胃为水谷之海，化生津血。血不足则火旺，津不生则肺燥，水气不化则饮邪上干。治胃火，宜白虎汤加生地黄、百合、五味子，或玉女煎。治胃痰，宜滚痰丸、指迷茯苓丸，轻者用豁痰丸。治胃中水饮，宜二陈汤加苏子、白芥子、防己、枳壳、杏仁、生姜；治水饮夹火，加柴胡、黄芩、当归、白芍。

唐容川认为，咳嗽无不聚于胃而关于肺，小柴胡汤恰恰可以统治肺胃。如肺火盛，加麦冬；心火盛，加黄连、当归；肝火盛，加当归、胡黄连。如黄昏时发作咳嗽，为火浮于肺，加五倍子、五味子以敛之；五更咳嗽，为食积之火至寅时流入肺经，加莱菔子。如为痰凝气滞，宜加瓜蒌霜、旋覆花、杏仁、桔梗、射干、川贝母；水饮上冲，加葶苈子、桑白皮、细辛、五味子；有寒，加干姜、云茯苓；兼外感，发热恶寒，鼻塞头痛而咳嗽，宜小柴胡汤加荆芥、紫苏、杏仁、薄荷。因为小柴胡汤能够通水津，散郁火，升清降浊，左宜右有，加减合法，则可曲尽其妙。

如患者痰血作咳，临床表现为咳逆倚息而不能卧，与水饮冲肺之证相似。人身气道，不可有塞滞。内有瘀血，则阻碍气道，不得升降，因此壅而为咳。气壅即水壅，气即是水，水壅即为痰饮，痰饮为瘀血所阻，则更加冲犯肺经，坐立则肺覆，瘀血亦下坠，其气道尚无大碍，所以咳亦不甚。

一旦平卧，则瘀血翻转，更为阻塞，肺叶又张，愈难敛戢，所以倚息不得卧。若仍认为是水饮冲肺，用葶苈大枣汤，治饮则可，但治瘀未妥。痰水之壅，主要是瘀血使然，只需要去除瘀血，则痰水自消，治宜代抵当丸加云茯苓、法半夏；轻则用血府逐瘀汤加葶苈子、苏子。

如果患者咳嗽，常常侧卧一边，翻身则咳益甚，前人多认为是失血咳嗽不治之证，唐容川独认为是瘀血为病，说："瘀血偏着一边，以一边气道通，一边气道塞，气道通之半边，可以侧卧；气道塞之半边，侧卧则更闭塞。是以翻身，则愈加咳逆也。"临床宜用血府逐瘀汤加杏仁、五味子。不得右卧，宜加青皮、鳖甲、莪术；不得左卧，治宜加郁金、桑白皮、姜黄。

如果患者出现冲气咳逆的表现，多由于血海受伤，冲脉气逆，上合阳明，而为火逆燥咳之证，治宜麦门冬汤主或者玉女煎。二方皆从阳明抑制冲气，使之不为逆上

还有冲气夹肝经相火，上乘肺金的情况，临床表现为目眩口苦，呛咳数十声不止，咳则牵引小腹作痛，发热颊赤，治宜四物汤合左金丸，再加人尿、猪胆汁、牡蛎、五味子。因为血室为肝之所司，冲脉起于血室，所以肝经之火能够得以冲逆而上。临床也可以用小柴胡汤加五味子、青皮、龙骨、牡蛎、牡丹皮、地骨皮；病情严重者，加胡黄连。

冲脉隶属于肝经，但其标在阳明而根于肾。从生理上看，冲脉起于胞中，肾气也寄于胞中。肾中之气，借冲脉之路，上于肺而为呼吸。因此，冲脉常常能够夹肾中之虚火，上逆作咳，表现为喘促咽干，两颧发赤，治宜猪苓汤加五味子、知母、牛膝、黄柏、熟地黄、龟甲；或麦味地黄汤合三才汤，加铁落以镇之；或大补阴丸合磁朱丸，加五味以吸冲气，使冲逆之气复归于肾，则咳自平。还有胞中之水内动，冲气夹水上逆而咳，其表现为上热下寒，龙雷火升，面赤浮肿，头晕咽痛，发热心悸，大便反滑，腰痛遗溺，宜用桂苓甘草五味汤治之，肾气丸亦可以使用。

咳嗽发病，其标在肺，其本在肾。血家咳嗽，尤多生于肾虚。肾为气之根，肾经阴虚，则阳无所附，气不归根，所以浮喘咳逆，治宜三才汤加五味子、沉香。陈修园用二加龙骨牡蛎汤，加阿胶、麦冬、五味子，方中附子用量宜少，作为引导之用。唐容川常用知柏地黄汤，少加五味子、肉桂，以为引经报使；或者常服都气丸。如果肾经阳虚，不能化水，腰痛便短，气喘咳逆，治宜肾气丸加五味子。

3. 发热

吐血患者，如果出现脉静身凉的表现，可以不药而愈。这是因为阴虽亏而阳犹不亢，阴与阳尚处于和谐状态，所以易于痊愈。有的表现为身有微热，皮毛微微有汗，此为阳来求阴、水来就血的病机表现，也可以自愈。这里所说的发热，与身有微热不同。

（1）实证发热

失血患者阳气常常郁于血分之中，表现为身热郁冒，但头汗出。其身热是由于火闭于内而不得达于外；但头汗出，缘于火性炎上，外有所束，火不能四达，治法宜解其郁，使遍身微汗，引导气达于外，而阳不乘阴，热止则血亦治。正如盛暑遏热，得汗而解的机理一样。方选小柴胡汤主之。

瘀血发热患者，瘀血在肌肉，则表现为翕翕发热，证像白虎，口渴心烦，肢体刺痛，宜用当归补血汤合甲己化土汤，加桃仁、红花、柴胡、防风、知母、石膏；或者选用血府逐瘀汤也可以治疗。如果瘀血在肌腠，则表现以寒热往来为特点，治宜小柴胡汤加当归、白芍、牡丹皮、桃仁、荆芥、红花，或者采用桃奴散加黄芩、柴胡治疗。

瘀血内在于腑，则治从血室入手，临床表现为日晡潮热，昼日明了，暮则谵语。因为冲为血海，其脉丽于阳明，所以症见阳明燥热之象，治宜桃仁承气汤，或者小柴胡汤加桃仁、牡丹皮、白芍。瘀血内在于脏，则治疗从肝着眼，临床表现为骨蒸痨热，手足心烧，眼目青黑，毛发摧折，治宜柴胡清骨散加桃仁、琥珀、干漆、牡丹皮。

（2）虚证发热

发热之虚证，可以分为血虚、水虚两类。

血虚患者，血不配气，则气盛而外泄，表现为发热汗出。由于夜主血分，所以大都表现为入夜发热。也有寅卯时即发热的情况，这是因为寅卯属少阳，肝血一虚，则少阳相火当寅卯旺时而发热，治宜地骨皮散加柴胡、青蒿、胡黄连、云茯苓、甘草。还有血虚患者，胞中之火上合阳明燥气，发为日晡潮热，治宜犀角地黄汤。

水虚患者，由于水为气之所化，水津不足则气热，表现为皮毛枯燥，口咽生疮，遗精淋秘，午后发热，治宜大补阴丸，以补水济火；或清燥救肺汤，从肺胃以生水津，水足以濡血，则阳气不亢，燥热自除，或者选用五蒸汤也可以治疗。

此外，还有阴虚于内，阳浮于外而发热的患者，治疗时应大补其阴而复纳其阳。所以产后发热，用四物汤加黑姜；失血发热，也可以使用此方。兼有火邪偏重，上方再加芩连。如果肾阴不足，真阳外浮，发热喘促，其病机为阴不恋阳，阳不入阴，治宜从阴引阳，方选二加龙骨汤加五味子、麦门冬、阿胶，或者三才汤加盐炒肉桂少许，以及桑叶、云苓、白芍、冬虫夏草、山茱萸、牛膝、五味子、知母、沉香、龟甲。还有一种食积发热的情况，表现为手足心腹热，胸满哕呃，大便不调，日晡及夜发烦，治宜枳壳、厚朴、大黄，采用消法以去除积滞。

4. 厥冷

杂病四肢厥冷，为脾肾阳虚不能达于四末，治宜四逆汤。如果是失血之人，间有发厥的情况，其病机多为热邪内陷，伏匿在里，临床表现为假寒之象，身如冷水，目昏神暗，脉伏不见，或冷一阵，反而发热，或厥数日，反发热数日。厥多热少是阳极似阴，热之至极的表现；厥少热深是伏热犹得发泄，相较而言尚轻浅的表现。即《伤寒论》"厥阴篇"所谓"热深厥亦深"，"热微厥亦微"的意思。足厥阴肝经，内寄胆火，在疾病状态下，火伏阴中则为厥证，火出阳分则表现为发热。发热固然是火甚而致，发厥则为火伏于内，邪热内郁的情况更为严重。先宜治其伏火，使火得发，转厥为热；次清其热。若误认为杂病发厥，而错用热药，其结果非常危险。

唐容川提示了厥证的几种鉴别，他说："杂病之厥，吐利不止，脉脱气微，有寒无热。伏火之厥，则厥后微露热形，口不和，便不溏，小便不清，心中疼热，烦躁不宁，恶明喜暗，渴欲得饮，吐衄随厥而发，皆现真热假寒之象。先以清化汤合升降散，攻其伏热，或当归芦荟丸攻之；次以五蒸汤清之。厥止热不退者，再用大补阴丸、地黄汤，以滋阴。发厥之证，又有寒闭于外，而火不得发者，用仲景四逆散加荆芥、黄连、枯芩。审其阳陷于内，而不出者，白头翁汤以清达之，升阳散火汤以温发之，二方酌宜而行。"

血家发热，尽管多为真热假寒，但亦有真寒的情况。由于失血太多，气随血泄，以致中气虚而不旺，元气损而不足。临床表现为四肢厥冷，不思饮食，大便溏泄，辨证属于虚则生寒之证，法宜温补，治宜十全大补汤、参附汤、养荣汤等，随宜使用。

5. 寒热

发热恶寒，多是外感伤及荣卫，伤荣则寒，伤卫则热。一般伤寒治法，应当用麻、桂之剂发散风寒。而失血患者，多为阴血大亏，不可再汗，以免损耗其气分之阴液。只可用小柴胡汤加荆芥、防风、紫苏、杏仁、薄荷、前胡、葛根等药，以和散之，避免仲景"血家忌汗"之戒。

如果病因并非外感，而是本身荣卫不和，发为寒热，表现似疟非疟，需要与疟证进行鉴别。治用小柴胡汤，或逍遥散，和其荣卫即可治愈。此外，由于内有瘀血而发作寒热，患者身中必有刺痛之处，治宜血府逐瘀汤。

6. 出汗

汗为气分之水，血虚则气热，所以能够蒸发此水出而为汗。但头汗出，身不得汗，为阳气内郁，冒于下而为汗，治以小柴胡汤解其郁，则通身得汗。蒸蒸汗出为血虚气盛沸溢为汗，治宜白虎汤加当归、蒲黄、蝉蜕。手足漐然汗出，是因为胃中可能有瘀血和食积，四肢为中州之应，火热中结，所以应手足汗出，治宜玉烛散加枳壳、厚朴，内结去而汗自止。睡中盗汗，是由于入睡气归血分，血不足则气无所归，所以气泄而汗出，治宜当归六黄汤，或地骨皮散加酸枣仁、知母、茯苓、五味子、黄芪、黄柏。以上所论，其病机皆由失血家阴血内虚，阳气遏发而致。临床还常常可见阴阳两虚，自汗盗汗，治宜归脾汤加麦冬、五味子，或当归六黄汤加附子。又有大汗亡阳的情况。杂病亡阳，多责之阳虚。失血家大汗亡阳，则伴有阴虚，进而阳无所附，必须使用大剂参附汤，回复阳气，继用独参汤，方可毕功。

7. 发渴

血证患者常常表现出口渴的症状，其主要分为三类：血虚发渴、瘀血发渴和水虚发渴。

（1）血虚发渴

血虚发渴，是由于血为阴，气为阳，血少则气多，阳气亢盛泽无阴液以濡养，以至于渴欲饮水。治法宜补血，血足则气分热消。方选圣愈汤加天冬、天花粉，或当归补血汤加天花粉、苎麻根、玉竹、麦冬。

（2）瘀血发渴

津液的化生，根于肾水。人体中水与血交会转运，皆在胞中。胞中有瘀血，常常造成气为血阻，不得上升，水津因不能随气上布。治疗需要祛除下焦之瘀，气机恢复通畅，则水津上布而渴自止。方以小柴胡汤加牡丹皮、桃仁，或者血府逐瘀汤。如有夹热蓄血，治宜桃仁承气汤；夹寒瘀滞，治宜温经汤。

（3）水虚发渴

水津虽由水谷所化，而其气发源于肾中。肾中天癸之水，至于胞中，循气冲，随呼吸，而上于肺部，肺金司之，布达其气。因此，水津四布，口舌胃咽，皆有津液而不渴。若肾中之水不足，则不能升达上焦，就会出现渴欲引水的情况，治宜启下焦之阴，以滋津液，方选地黄汤加人参、麦冬、诃子，或左归饮加儿茶、人参、玉竹，或三才汤加知母。

水津虽生于肾，而其布散有赖于肺。如果肾中之水津充足，但是肺气郁滞，不能发挥散布的功能，常致水结为痰，咽干口渴，治宜小柴胡汤通上焦之滞，使肺气通调则水津四布。

津液虽生于肾，布于肺，但又需要依赖胃中水谷以滋其化源。胃中燥结则津液不生，治宜三一承气汤；胃中蕴热则津液不生，治宜玉泉散；胃经肌热则津液被灼，治宜人参白虎汤；胃中虚热则津液不生，治宜麦冬养荣汤。

上分三条，皆失血患者多有之证，与杂病消渴水停不化，津气不升的情况有着本质的区别，后者当用五苓、真武等汤。临床需要仔细甄别。

8. 心烦

烦，意为心不安。心为火脏，能够化生血液，而又依赖血液濡养心火，火降则心宁。失血家亡血过多，心火失却血液滋养，所以多发心烦。火邪太甚，表现为舌上黑苔，夜不能寐，黄连阿胶汤主之。火邪不得宣泄，表现为心中懊恼，郁而不乐，治宜栀子豉汤加连翘、桔梗、大力、生地黄、远志、黄连、甘草梢。如果火邪不甚，但血较虚甚，心中不了了，称为虚烦，治以归脾汤加朱砂、麦冬、炒栀子，或者逍遥散加龙骨、酸枣仁，也可治疗。仲景酸枣仁汤为临床常用的治烦方剂。如果患者烦而兼躁，手足妄动，此为虚中夹实，内有燥屎，临床常可兼见二便不调，发热口渴，脉数有力等表现，在伤寒为承气证，而在失血家，应当兼顾其血虚，治宜玉烛散，或用玉女煎加玄明粉。如果烦躁之极，循衣摸床，应看其小便是否通利。如果小便正常，说明患者阴尚未尽，尚可施救；若小便不利，说明内阴已竭，多预后不良。这种烦躁与阴躁不同，阴躁只燥而不烦，同时兼有阴寒表现，临床须仔细辨识。

又有产后血虚，常表现为心烦短气。虽同是心烦表现，但产后阴血下行，气常随血脱。其血之虚，皆由于气虚，所以临床表现心烦而必兼短气，治宜归脾汤、当归补血汤、养荣汤等，以补气生血，则心烦自愈。如果是吐血家，则其气机常常上逆，多为气实血虚之证，表现出的心烦比较血不养心的情况，更为严重。此时，如果再补其气，则气益甚而血益虚，心愈不得其安。治疗应补血清火，方以朱砂安神丸。

9. 卧寐

卧，为身着席，头就枕；寐，为神返舍，息归根。患者卧寐出现问题，失血家往往有之。

（1）不得卧

不得卧有两种情况：一是胃病，一是肺病。

胃病不得卧，是由于阴虚，邪并于阳，烦躁不卧。这种情况与《伤寒论》"阳明篇""微热喘冒，不得卧者，为胃有燥屎"之义同，三一承气汤治之。如果胃肠之中无燥结，只是烦热，治宜竹叶石膏汤、白虎汤；兼理血分，则宜用玉烛散、玉女煎。又有胃中宿食，胀闷不得卧，治宜越鞠丸加山楂、麦芽、莱菔子。由于阳明主阖，和其胃气，使得还其主阖之令，所以就能够平卧了。

肺病不得卧，是由于肺为华盖之脏，立则叶垂，卧则叶张，以致水饮冲肺，表现为面目浮肿，咳逆倚息，一旦平卧，则肺叶举张，而气机逆上，所以咳而不得卧，治宜葶苈大枣泻肺汤，攻去其水，则可以平卧；或用二陈汤加干姜、细辛、五味子，温利水饮也可取的效果。如果是火逆之气，夹痰上冲，治疗时应当水火兼泻，痰甚主以消化丸，火甚主以滚痰丸，平剂则宜二陈汤加柴胡、瓜蒌、黄芩、旋覆花、杏仁、姜汁、竹沥，保和汤也可临证使用。如无痰饮，仅有火气上冲，表现为昼日不咳，卧则咳逆，气不得息，其病机为肺痿叶焦，平卧则肺叶翘举，气随上冲，所以咳呛不已，治宜清燥救肺汤加生地黄、瓜蒌根、百合、五味子以收敛肺气，再加钟乳石重镇降逆。肺之津生于肾中，如肾水不能上济上焦，冲气逆上，也能够造成咳不得卧，临床当从肾治，方以六味丸加参麦散，再加牛膝以引气下行，加磁石以吸金气，使归于根。

（2）不得寐

不寐之证也有两种情况：一是心病，一是肝病。

心病不寐，是由于心藏神，而导致血虚火妄动，所以心神不安，烦而不寐，治宜仲景黄连阿胶汤。阴虚痰扰，心神不安，治宜猪苓汤。上述二者，一为清火，一为利水。一般来讲，心神不安，非痰即火。唐容川常用朱砂安神丸加茯苓、琥珀，或用天王补心丹。

肝病不寐，是由于肝藏魂，而人寐则魂游于目，寐则魂返于肝；如果阳浮于外，魂不入肝则不寐，患者临床表现并不烦躁，但卧而不得寐，治宜敛其阳魂，使入于肝，方以二加龙骨汤加五味子、酸枣仁、阿胶。如果肝经有痰，扰其魂而不得寐，治宜温胆汤加枣仁。肝经有火，多梦难寐，治宜酸枣仁汤，或滑氏补肝散去独活加巴戟，或者用四物汤加法半夏、酸枣仁、冬虫夏草、龙骨、夜交藤、合欢皮。

魂虽藏于肝，昼日游行于目，目在面部，为肺胃之所司。肺胃之气，扰而不静，也能够格魂于外，使其不得返，治宜生地黄、百合、麦冬、知母、枳壳、五味子、白芍、甘草、酸枣仁、天花粉、茯苓，或者用人参清肺汤。

此外，还有虚悸、恐怖不寐之证，宜用仁熟散；思虑终夜不寐的患者，宜用归脾汤加五味子治疗。

（3）多寐

昏沉多睡，在杂病为邪入阴分，而在失血、虚痨，其病机为血脱之后，元气不支，临床表现为汗出气喘，是较为危及的情况，急用参附汤救治。寐属阳，所以不寐为阳虚，也可以用人参养荣汤治疗。若身体沉重，倦怠嗜卧，为脾经有湿，治宜平胃散加猪苓、泽泻，或用六君子汤加防己、薏苡仁，或以补中益气汤进行治疗。多寐大都属于阳虚，但也有胆经火甚而多昏睡的患者，当以龙胆泻肝汤治疗。

（4）多梦

梦为魂魄役物，恍惚有所见。魂为病，则梦女子、花草、神仙、欢喜事物，治宜酸枣仁汤。魄为病，则梦惊怪、鬼物、争斗事物，治宜人参清肺汤加琥珀。梦中所见，即是魂魄。魂善魄恶，所以魂梦多善，魄梦多恶。但应注意魂魄之所主者为神。所以安神为治梦要诀，益气安神汤可以普遍使用。又有痨虫生梦，照痨虫法治疗。此外，睡而恶明喜暗，属于火邪内生；侧卧不得转身，属于少阳之枢机不利等。

10. 喘息

人不喘息，气机平静，则血无由径吐出。而失血家，大都有喘息病证。喘息有实喘、虚喘两类。

（1）实喘

实喘之证分为两种情况：一是郁闭，一是奔迫。

郁闭，表现为气不达于外，而壅郁于内。失血家阳来乘阴，大多数罹患此证。若为伤寒喘息，治用麻桂发汗。由于血家忌汗，所以忌升发以动其血，治疗应与伤寒开郁闭之法不同，当用宜小柴胡汤加杏仁，以转枢外达，使腠理通，荣卫和，则达气于外，不壅于内而为喘。如果有外感闭束，不得不疏解，治宜香苏饮加杏仁、枯芩、甘草，或用千金麦门冬汤，借麻黄以解外，而兼用清里之药，不致过汗亡阴。

奔迫，表现为上气喘息。由于气盛于下，而逆于上，失血家火盛逼血，往往可见其气粗贲，治宜大泻其火，火平则气平，应用厚朴、枳壳、大黄，使地道通，气下泻，则不上逆为喘。若内有瘀血，气道阻塞，不得升降而喘，也可适用上三味，酌加当归、白芍、桃仁、牡丹皮进行治疗。如果属于痰气阻塞，治宜清化丸主之；小便闭者，下窍塞，所以上窍不开，治宜五淋散，加防己、杏仁、桑白皮、葶苈子。

（2）虚喘

虚喘也分为两种情况：一是肺虚，一是肾虚。

肺虚作喘，是由于肺居上焦，能够制节五脏；同时，肺开窍于鼻，以通外气，以敛内气，若血虚则火盛津伤，肺叶痿而不下垂，所以气不得降，喘息鼻张，甚则鼻翼洞开，这种情况为肺痿重证，应急生津补肺，治宜清燥救肺汤，若兼有郁火痰滞者，治宜保和汤，或太平丸。唐容川认为，肺叶下坠，宜兼用镇敛之法，方以三才汤合生脉散，再加百合、五倍子、白及、天花粉、杏仁、川贝母、钟乳石。又有由于鼻室不通造成喘息的情况，是因为肺中之火，郁闭鼻管，所以气并于口而为喘，治宜太平丸加麝香，即可上通鼻窍。此与伤寒鼻塞有异，需进行鉴别。

肾虚喘息，是由于气之根原于肾，而失血家常火甚水枯，不能化气，所以表现为气短而喘，咳逆喘息，颧赤咽干，治宜大补阴丸加牛膝、五味等潜降之药。如果属于阴虚，致阳无所附，气不归根，治宜地黄汤合生脉散，加磁石、牛膝、沉香等滋纳之药。如果小溲不利，兼有腰痛，属于肾中之阳，不能化气，治宜肾气丸，或者参附汤加五味子、茯苓。

以上为肺、肾分治之法。如果需要兼而治之，可以依据诸方进行化裁。再者，如苏子降气汤、四磨汤，可以肺肾兼治，但未能照顾血证，临证使用者须酌情加减。

唐容川还特别说明气息情况也应辨别虚实而论治。如中宫虚则气少，人参主之；中宫实则气粗，大黄主之。

11. 呃哕

久病患者出现呃逆，可能是胃绝的征兆，但须结合脉证仔细辨识，不能只依据单纯的呃逆表现，便断定其为死证。失血患者气机多有不利，也常可见到呃逆症状。

如果是新病呃逆体形壮实，属于伏热攻发，火性炎上，气逆而呃，应当清热导气，治宜三物汤，或者柴胡梅连散加枳壳、槟榔。如果是膈间有痰闭滞，治宜滚痰丸、指迷茯苓丸。又有瘀血阻滞而致发呃，必见兼见刺痛逆满表现，治宜大柴胡汤加桃仁、丹皮、苏木，或者使用血府逐瘀汤。

久病发呃，形虚气弱的患者，其病缘于胃中空虚，痰火动膈，治痰气宜旋覆代赭石汤，或二陈汤加丁香、枳壳；治火气，宜玉女煎加旋覆花、赭石、柿蒂，或用梅连散加柿蒂、枳壳、五味子。既往临床治呃逆，只用丁香、柿蒂。丁香性温降痰，柿蒂性寒清火，寒温性质相反，故多不效，应当分寒热辨证使用。

哕为吐气，血家气盛，此证最为常见，其治法与呃逆相。唯有伤食发哕，是由于胃中壅塞而致，治宜越鞠丸加旋覆花、枳壳、莱菔子。

以上皆治胃而平哕之法，而心气不舒，也可造成呃哕，临床表现为心情抑郁，心气不畅，胸中喉间常如有物梗塞，时发哕呃，不得快利，治法当清其心，调其气，治宜二陈汤加黄连、连翘、牛蒡子、桔梗、瓜蒌霜、当归、川贝母。

12. 痰饮

痰饮为水之所聚，人身饮食之水，由口入，由膀胱出，借助肺气布散，脾气渗利，肾气蒸化，所以能够泻而不留。此水不留，则无饮邪。人身津液之水，生于肾中，寄居胞室，随气而上，布于肺经，是为津液，津液散布，则不凝结而为痰。

（1）痰证

如果上焦血虚火盛，则炼结津液，凝聚成痰，肺为之枯，咳逆发热，稠黏滞塞，这是由于血虚不能养心，导致心火亢甚，克制肺金，津液不得散布，因凝结而为痰，当以豁痰丸治之，或者使用二陈汤加黄连、黄芩、柴胡、瓜蒌霜，或玉女煎加茯苓、白前、旋覆花，或保和丸，以滋肺化痰。胃为燥土，燥气太过，则津结为痰，治宜指迷茯苓丸。顽痰壅塞，应以滚痰丸治疗。

痰粘喉中梗塞不下，名为梅核气，仲景用七气汤，理气除痰。失血患者罹患此病，多兼郁火，治宜指迷茯苓丸加甘草、桔梗、紫苏、香附、旋覆花、薄荷、射干、瓜蒌霜、牛蒡子。唐容川认为："咽中乃少阴脉所绕，心经火甚，往往结聚成痰，发为梅核，宜甘桔汤加射干、山栀子、茯神、连翘、薄荷，再用半夏一大枚切片，醋煮三沸，去半夏，入麝香少许，冲前药服。又冲脉亦挟咽中，若是冲气上逆，壅于咽中，而为梅核，必见颊赤气喘等证。审其挟水饮而上者，桂苓甘草五味汤治之；审其挟痰火而上者，猪苓汤加梅粉、瓜蒌霜、旋覆花治之。"

痰为津液所凝，而津液之生原于肾。下焦血虚气热，津液不升，火沸为痰，治宜猪苓汤、地黄汤，加川贝母、五味子、麦冬、旋覆花、款冬花、海蛤粉、牛膝、白前、龙骨、牡蛎、黄柏、知母。

（2）饮证

饮由水气停蓄，病位主要在于膀胱。如膀胱之水，因寒上泛，表现为胸腹辘辘有声，喉中潮响，咳嗽哮吼，其病机为土不治水，肺受其愆，通用二陈汤治疗，或可采用六君子汤、真武汤、小青龙汤等。

失血之人，阴虚火旺，较少病发寒饮，即使偶有咳吐涎水，审其脉滑数、心烦热的表现，仍属于火盛水溢，此为火极似水的表现。其治法应清火泻水，兼而行之，治宜葶苈大枣泻肺汤、消化丸，及二陈汤加黄芩、黄连、柴胡、白前根。

13. 痞满

心下部位为阳明所属，心火宣布其化。君火之气，化血下行，随冲脉以藏于肝，即从心下而起；肾水之阳，化气上行，随冲脉以交于肺，由肺散布以达肌肤，亦从心下而出。因此，心下部位为阳明中土，是水火血气上下往来的交汇处与枢纽。正常状态下，火降血下，气升水布，则此部位畅通开阔。疾病状态下，火不降则血不下，而壅滞于此；气不布则水不散，而凝结于此。仲景治心下痞满之证，用泻心汤以泻火，用十枣汤以泻水，甘草泻心汤、生姜泻心汤水火兼泻，五苓散解水结，柴胡汤解火结，可以推知心下部位的功能正常，有赖于水升火降，形成既济之势。如果上火下水，阻结于中宫，正如天地"否"象，所以命名为"痞"。血证患者，火浮于上，与水不交，往往见痞满之象，辨证属火气不得下降，治宜泻心汤，或加生附子，以开其痞；辨证属膀胱水中之阳，逆于心下，不得外出，治宜小柴胡汤，转其枢机，而水火皆得以通达。如水火交结，轻者为结胸，治宜小陷胸汤；重者为陷胸，治宜大陷胸汤。如果只是水气结聚，治宜二陈汤、枳术丸。以上所论，为血证患者或有之证。唐容川认为，临床遇到以上诸证，应酌加当归、地黄、川芎、赤芍、牡丹皮等，以照顾血证用药，方能面面俱到。

积聚之证，临床表现为有块状物、条索状物，或横亘心下，或盘踞腹中，此非凝痰，即是里血，通以化滞丸主之。凝痰用清茶送下，里血用醋酒送下，无论脐上脐下，左右兼治。凡在脐下，多是血积，抵当丸治之。

癥瘕见于脐下，临床表现患处肿形，或见或没，为瘕；常见不没，为癥。癥宜膈下逐瘀汤、抵当丸，瘕宜橘核丸。

比较而言，痞满是胸膈间病，积聚是大腹之病，癥瘕为下焦之病，临床常以真人化铁汤加吴茱萸治之，以逍遥散和之。

14. 肿胀

肿胀既是水分病，也是气分病，失血家往往水肿与气肿并存。这是因为血之与气，水之与火，互相倚伏，存在相互转化的关系。前文已述，气即为水，血中有气即有水，所以肌肉中有汗，口鼻中有津，胞中有水。正常情况下，水与血二者并行不悖；失血家，血分为病，往往累及于水。如水蓄胞中则为尿结，水淫脾胃则为胀满，水浸皮肤则为水肿。其治法，如皮肤水肿，因肺主皮毛，故宜从肺治。肺为水之上原，肺气行则水行，治宜泻白散，加杏仁、桔梗、紫苏、茯苓，或者五皮饮亦可治疗。如大腹胀满，则宜从脾治，以补土利水，水行而土敦，治用胃苓汤或六君子汤，加薏苡仁、防己。如胞中水结，小腹胀满，则可用五苓散或猪苓汤。又因为诸水皆为肾所主，肾的气化正常，则身体上下内外之水液运化正常，所以治宜六味地黄丸。

上述所举的方剂皆为平剂，唐容川认为医者临证又应审别阴阳，随加寒热之品，才能取得疗效。如患者口溺赤、喜凉、脉数，辨证属阳水，常可加入知、柏、芩、连、山栀、石膏、天冬、麦冬等。如患者口和、溺清、喜热、脉濡，辨证属阴水，常可加入桂、附、干姜、吴茱萸、细辛等。失血家罹患阳水的情况居多，阴水最少，医者须临时细审。

此外，瘀血流注，亦可造成肿胀，辨证属血变成水。常见的有女子胞水变为血，男子胞血变为精，疮科血积变为脓。血既变为水，即可从水治，可以参照所举诸方，分寒热加减，再加琥珀、三七、当归、川芎、桃奴、蒲黄等药，兼理其血，如此便可将水与血源流俱治。唐容川指出，古人所指妇人错经而肿的病例，其病机就是水化为血，所以名为水分；经水闭绝而肿的病例，病机属为血化为水，所以名为血分。总其治法，均宜从水分治疗。

15. 怔忡

怔忡，俗称为"心跳"。心为火脏，血虚无以濡养，则火气冲动，导致心跳剧烈，不能平复，治宜安神丸，或以归脾汤加麦冬、五味子。多数患者属于思虑过度，以及失血过多，造成虚证；实证多夹痰瘀，临床应仔细辨别。

心中有痰，痰入心中，阻其心气，所致的心跳不安，治宜指迷茯苓丸加远志、菖蒲、黄连、川贝母、酸枣仁、当归，或以朱砂安神丸加龙骨、远志、金箔、牛黄、麝香治疗。

还有胃火强梁，上攻于心，跳跃不安，临床表现为心下如筑墙有声，以手按其心下，复有气来抵拒，此为心下有动气，治宜大泻心胃之火，火平则气平，治宜泻心汤，或玉女煎加枳壳、厚朴、代赭石、旋覆花以降气，再加郁金、莪术以攻瘀血，使血气火三者皆平，则强梁可愈。

16. 惊悸

（1）悸

悸为惧怯。心为君火，君火宣明，则不忧不惧。血不养心，则神浮而悸，仲景治以建中汤；心火不足，则气虚而悸，用炙甘草汤，治心血不足而悸，后世常用养荣汤代建中汤，以归脾汤代炙甘草汤。一治气虚，一治血虚。

饮邪上干，水气凌心，火畏水克而致悸，方用苓桂术甘汤。失血患者多是气血虚悸，而水气凌心的情况比较少。正虚者，邪必凑之。凡是怔忡、惊悸、健忘、恍惚，大多是痰火沃心，扰其神明所致，临床常可以金箔镇心丸主之。

（2）惊

惊是指猝然恐惕。肝与胆相连，主司相火。君火虚则悸，相火虚则惊。人之胆壮则不惊，胆气不壮，以致常发惊惕，治宜桂枝龙骨牡蛎甘草汤。

恐畏不敢独卧，属于虚甚，治宜仁熟散。如果胆经有痰，胆火上越，属于胆气不得内守以致惊，治宜温胆汤加龙骨、牛黄、枣仁、琥珀、柴胡、白芍。如有阳明火盛，恶闻人声，闻木音则惊的患者，此即《内经》所谓"气并于阳，故发惊狂"，病位在于肝胆木火脾土，治法宜大泻阳明之火，常可以大柴胡汤治之，当归芦荟丸亦治之。血家病惊，其病机多属于阳明火盛，但虚惊患者，临床也常可见到，用以上诸方，应兼顾血证，灵活化裁使用，不要执泥桂甘龙牡等汤，不知变通。

17. 健忘

健忘，临床表现为常常忘事，尽力回忆，难以想起，言行举止，往往前后难以衔接。其病主心脾二经，缘于心脾均具有思的功能。患者常由于思虑过多，心血耗散，神不守舍；脾气衰惫，意识不强。此二者皆能令人猝然忘事。其治法，一方面需要先养其心血，理其脾气，以凝神定志之剂补养；另一方面使其处于幽闲之地，绝其思虑，则可逐渐恢复，治宜归脾汤。如果属于心经火旺，火邪扰其心神，治宜清火宁心，方用天王补心丹。若痰浊留于心包，沃塞心窍，以致精神恍惚，凡事多不记忆，治宜温胆汤合金箔镇心丸，或者用朱砂安神丸加龙骨、远志、菖蒲、茯神、炒黄丹。失血患者，心脾血虚，常易动痰生火，健忘之证多发。如果心有瘀血，也可导致健忘，《内经》所谓"血在下如狂，血在上喜忘"。唐容川认为："夫人之所以不忘者，神清故也。神为何物？即心中数点血液，湛然朗润，故能照物以为明。血在上，则浊蔽而不明矣。凡失血家猝得健忘者，每有瘀血，血府逐瘀汤加郁金菖蒲，或朱砂安神丸加桃仁、丹皮、郁金、远志。"

18. 恍惚

罹患伤寒重病之后，欲食不食，欲卧不卧，欲行不行，精神恍惚，若有鬼神附其体中，此病名为百合病，谓"百脉一宗，合致其病"。肺主百脉，肺魄不宁，临床表现多端，难以全部描述，但必见溺赤、脉数症状，此为肺金受克的特征，仲景用生地黄、百合、滑石等进行治疗。这些是针对杂病余邪为患的情况。失血患者阴脉受伤，凡是出现恍惚不宁的表现，大都属于百合病之类，总宜清金定魄，治宜清燥救肺汤加百合、茯神、琥珀、滑石、生地黄、金箔，或者用地魄汤，或琼玉膏加龙骨、羚羊角、百合，或人参清肺汤加百合、滑石进行治疗。

一般来讲，夜梦不宁，为魂不安的表现。魂为阳，入夜则魂藏而不用；魂不能藏，所以夜梦不宁。寤时恍惚，为魄不安的特点。魄为阴，寤时而阴气不足，所以恍惚不定。治魂以肝为主，治魄以肺为主。恍惚、惊悸、惑乱、怔忡、癫狂，皆为神不清明之证。尽管人身兼具魂魄，但神为魂魄之主。凡如此诸证，总以安神为主，治宜安神丸、金箔镇心丸。

语言错乱为癫，多由丧心失魄，痰迷心窍所致，统以金箔镇心丸治疗。怒骂、飞走为狂，由于火邪逼迫，表现为心神迷乱，四肢躁扰，治宜滚痰丸。如见鬼神，则属于癫狂范畴。阳明病，胃有燥屎，常目中见鬼，宜以三一承气汤攻下。失血患者，瘀血在内，也可见到谵语、见鬼的表现，多由于瘀血与燥屎同为实邪，所以均能扰目之明，治宜桃仁承气汤。

19. 晕痛

临床见到伤寒与杂病中的头晕痛患者，多属风寒；而血证患者晕痛，则多是痰火。如果误用发散药，常常造成病情恶化。

（1）实证

痰气上攻，特征性的表现为头目沉重昏花，兀兀欲吐，首如裹物，右手脉实，阴雨增痛，治宜二陈汤加防风、川芎、黄芩、薄荷、细辛、石膏；病重者，治宜消化丹。

火逆晕痛患者，常可见烦渴引饮，见火增剧，掉头更痛，口苦嗌干，溺赤便闭，左手脉数，治宜大柴胡汤，或者当归芦荟丸，轻则以小柴胡汤加菊花。

（2）虚证

晕痛之虚证，须分晕与痛之两类分别施治。

肝虚头晕，属《内经》所谓"诸风掉眩，皆属于肝"。肝血不足则生风，风主动，故掉眩。失血之人，血虚生风为多，治宜逍遥散加川芎、青葙子、夏枯草；或滋养肝脏，以为息风之本，治宜左归饮加牛膝、巴戟天、杭菊花、细辛、枸杞子。

肾虚头痛，属《内经》所谓"头痛巅疾，下虚上实，过在少阴"。治宜六味地黄丸加细辛、葱白、麝香。如果属于肾厥头痛，其病机为肾中浊阴，上逆于头，上实下虚，手足厥冷，治宜肾气丸加细辛、葱白。这种头痛，连齿入脑，与寻常微痛者不同，在血证患者中非常少见，治宜用六味丸。

头晕、痛虽是两病，但失血患者往往兼见二证。血虚既可以导致风动而眩，也可以导致火动而晕。唐容川认为，临床可以不分晕与痛，也不分治肝与治肾，均可使用四物汤加玄参、枸杞子、苁蓉、玉竹、天麻、细辛、知母、黄柏、山茱萸、牛膝进行治疗。

20. 眼目

眼为肝窍，又为阳明脉络所绕，所以眼目发病，大都从肝、胃两经论治。

眼珠色黄，病发胃经，则属湿热，常可见到通身皆黄，小便不利，治宜五苓散加茵陈、栀子、秦皮、黄柏、知母；病在肝经，多属瘀热，仲景所谓"衄家目黄者，衄未止，是血中有热"。凡是血热者，其目多黄，治宜四物汤加柴胡、黄芩、牡丹皮、苏木、茵陈、红花；目珠色红，也属于瘀血，治法与上同。

目中出火的病机，一为胃火亢甚，必兼口渴身热等症，治宜犀角地黄汤加石膏、天花粉、金银花、枳壳；一为肝火外越，必兼口苦耳鸣等症，治宜当归芦荟丸。

目中见鬼有两类病机，一是胃有燥屎，表现为目神昏花，治宜三一承气汤；一是肝经血室，蓄有瘀热，表现为夜则谵语，治宜大柴胡汤加桃仁、牡丹皮。

目晕的病机为肝之风火内动，治宜小柴胡汤加当归、白芍、防风、菊花。眼花常为肾之阴虚所致，瞳神属肾，客热犯之，表现为时见黑花，或成五色，治宜地黄汤加枸杞子、朱砂、磁石、肉苁蓉、石决明、玄参、知母、细辛。

此外，还有阳虚之人，大量吐血后，表现出目光散大，不能视物，小便多等症状，宜服肾气丸。

21. 耳病

陈修园曰："肾开窍于耳，而肾脉却不上头。肾与心交，假道于心腑小肠之脉，以入耳中，名曰听宫，为司听之神所居，其形如珠，皮膜包裹真水。若真水破，而耳立聋。有为大声所震而聋者，皮膜破也。或聋或不聋者，心肾不交也，宜磁朱丸，以交心肾。有先耳鸣而后聋者，肾虚不能闭藏阴气，窒塞于阳窍也，宜六味丸去丹皮，加磁石、五味、龟甲，令阴气自盛于本宫，不触于阳窍而愈。若外感暴聋，总不外少阳一经。足少阳胆脉绕耳叶，手少阳三焦脉入于耳，邪气壅塞，听宫为其所掩，宜逍遥散去白术，加黄芩、半夏、生姜、竹茹、羚羊角、玉竹。风火交煽，宜防风通圣散。肝火炽甚，宜当归芦荟丸。尺脉弱者，宜桂附地黄丸。尺脉数者，宜大补阴丸，俱加磁石、菖蒲、肉苁蓉。"

唐容川认为，陈修园关于耳聋的说明已经比较详尽了，但又补充说："有久病之人以及产妇，中宫大虚，不能堵塞肝肾之气，以致虚火上冲而发耳鸣者，虽系胆与肾中之火，却要填补脾胃，以堵塞之。归脾汤加柴胡、山栀子、鱼鳔、莲子、五味治之，四君子汤加莲米、芡实、薏苡仁、黄精、白芍、怀山药亦治之。"

22. 口舌

（1）口疾

五脏六腑，皆秉气于胃；五脏六腑之气，亦皆发见于胃。因口为胃之门户，所以五脏六腑之气皆见于此。

口苦多属胆热，治宜小柴胡汤加黄连治之。

口甘多属脾热，宜用甲己化土汤加天花粉、茵陈蒿、炒栀子、茯苓、枳壳、厚朴、黄芩、石膏。

口酸多属湿热，酸是湿热所化，治宜葛根黄连黄芩汤加防己、茵陈、木通、滑石、天花粉、云苓，或用苍术、黄柏、黄连、吴茱萸等药治疗。

口咸多属脾湿，润下作咸，脾不化水，治宜二陈汤加旋覆花、藿香、白芍、檀香、吴茱萸，或用胃苓汤，或者六味地黄汤加旋覆花、牛膝、白前根等，从肾中化水，纳之下行，以隔治法治疗。

口淡多属胃虚，主以六君子汤，随寒热加减化裁使用。

口涩多属风热，治宜通圣散去芒硝、大黄。

口麻多属血虚，治宜圣愈汤加薄荷。

口臭多属食积之火，治宜平胃散加山楂、神曲、麦芽、黄芩、石膏。

口中糜烂，多属膀胱遗热于小肠，热气不得下泄，所以糜烂于口，治以导赤散加天花粉、天门冬、麦门冬、金银花、灯心草、车前子、栀子进行治疗。

喉腥多属肺火痰滞，治宜泻白散合甘桔汤，再加射干、马兜铃、黄芩、杏仁、川贝母、天冬、麦冬、百合、瓜蒌霜。

口为胃之门户，总以治胃为主，宜分寒热，用甘露饮、平胃散，加减治之。

（2）舌疾

舌为心之苗，居于口中。脏腑之气，发见于口，多着于舌，因此形成舌苔。通过对舌苔的观察，可以诊知脏腑诸病。如伤寒邪在表，舌无苔；在半表半里，舌乃有苔；入里则苔结。所以凡有苔变化的情况，皆系内证。如苔白为湿热，小柴胡汤加天花粉、石膏、滑石、木通；苔黄为燥热，治宜犀角地黄汤加知母、石膏、天花粉、大黄、枳壳；黑苔芒刺为实热，治宜大承气汤治之；若苔黑而舌滑润，为水极似火、真寒假热之证，治宜四逆汤加猪胆汁、人尿、葱白；血家虚火，又宜地黄汤加肉桂、牛膝、五味子、龙骨，引火归原。

一般而言，舌肿、舌裂、痛疮等症状，大都是心脾火毒，治宜泻心汤，或者使用大清凉散。若舌根木强，或舌短缩，多属于少阴经风邪内动，阴火上腾，治宜地黄饮子加羚羊角。

唐容川认为，在关注口舌疾患的同时，必须照顾到患者血证的整体状况，说："口舌诸证，血家间亦有之。要宜以血证为主，参以上各法，斯为本末兼权之术。"

23. 咽喉

咽喉为肺之关、胃之门，手少阴心脉所络，足厥阴肝经、冲脉所夹。凡此四经，皆与身体血气运行直接相关，所以失血家往往有咽痛的症状。

凡咽痛而声不清利，多属于肺火，治宜甘桔汤加马兜铃、黄芩、杏仁、川贝母、黄连、麦冬、百合、薄荷。凡咽痛而饮食不利，多属于胃火，治宜白虎汤加金银花、大黄、桔梗、枳壳。咽喉作痛，且伴有上气颊赤，多属于肝经冲脉逆上之火，治宜玉女煎加旋覆花、射干，再用盐炒安桂少许，以引火下行。

喉中塞肿及溃烂，皆为少阴心经之火，治宜泻心汤加山豆根、牛蒡子、桔梗、甘草、薄荷、细辛、胆南星、牛黄。肿塞比较严重者，外用人爪甲、鸡内金、急性子、全蝎，合巴豆炒过，去巴豆，再加火硝、硼砂、冰片、胆矾、青黛、黄连、枯矾吹上，如果患者能够吐出痰血，即可痊愈。咽喉溃烂，可外用雄黄、黄连、珍珠、桑螵蛸、寒水石、牛黄、硼砂、麝香吹之。

24.声音

失血患者，初病失音，多属风火。声音为肺之所主，肺金清朗，则声音显明。失血常常造成肺金阴虚，为火所克，肺窍不通，鼻塞声闭。如为外感闭其气而失声，宜用小柴胡汤加杏仁、桔梗、荆芥、薄荷。如为肺中实热，壅遏其窍而致声闭，治宜人参泻肺汤。如津液干枯，肺痿叶焦，声音嘶小，多属失血虚弱证候，宜用人参清肺汤、清燥救肺汤治疗，日常可用白蜜、川贝母、人参、胡桃、百合蒸服。如有痨虫居于肺间，啮坏肺脏，以致金蚀不鸣，喉中常有痒咳喘热的症状，此为痨瘵难治之证，宜用百部、人参、明雄、獭爪、白及、百合、蚕沙、麝香、桔梗、甘草、獭肝、鳗鱼骨等药。一般痨瘵病证，症状重出现咽喉破烂的情况，均多难治，一般宜用上方，外用珍珠、人参、牛黄、明雄吹于患处。

声音的发出，是由于气的作用，而气根于肾，所以声音之出，实由肾生发。如气不归原，则咳愈甚；气愈乏，而声愈十。治以都气丸加人参、沉香、诃子，或用肾气丸治疗。

25.腹痛

血家腹痛，大多是由于瘀血造成，可以参考瘀血证治。但是也有气痛者，大都由于失血患者，气先不和，造成血不平而吐衄。血家气痛，与杂病气痛不同。杂病气痛，疼痛比较剧烈；而血家气痛，疼痛程度不甚，只是觉得胸腹之中，不得和畅，好似有郁滞结聚之形，宜用逍遥散，加姜黄、香附子、槟榔、天台乌药治之。

26.痹痛

虚人感受外风，客于血脉之中，则为血痹，表现为身体不仁，四肢疼痛，仲景用黄芪桂枝五物汤，方中桂枝入血分，具有较好的祛风作用。失血家血脉空虚，在感受外风的条件下，常常发为痹痛，表现为或游走不定，或滞着一处，宜用黄芪桂枝五物汤，重加当归、牡丹皮、红花。

如血虚兼见火旺的患者，风中兼火，外见痹证的特征性表现，其内可见便短、脉数、口渴等症状与体征，治疗时不宜用辛温之桂枝，而应用四物汤加防风、柴胡、黄芩、牡丹皮、血通、秦艽、续断、羚羊角、桑寄生、玉竹、麦冬。如血虚而生风，急用当归、红花、荆芥，以酒水煎服。

唐容川指出，临床还可见到瘀血窜走四肢，造成的疼痛，表现与血痹相似，需要细心分析。其鉴别点在于瘀血之痛，多如锥刺，脉象不浮不拘急。

27. 废痿

痿证的主要表现为足废不能行。唐容川常将痿证分为五类，心气热则为脉痿，可见筋纵而不任地，治宜天王补心丹加牡丹皮；肝气热则为筋痿，可见筋急而挛，治宜四物汤加羚羊角、续断、山茱萸、黄柏、地骨皮；脾气热则为肉痿，可见胃干而渴，肌肉不仁，治宜四物汤加人参、山药、黄芩、黄柏、泽泻、云苓；肾气热则为骨痿，可见腰脊不举，治宜地黄汤及大补阴丸；肺气热则为津痿，可见津液不能灌溉于足，疲乏不行，治宜清燥救肺汤。

以上治法，虽分五脏而论治，但其总的病机为阴虚热灼，筋骨不用。唐容川认为，总治法应重视调理阳明，说："欲热之退，莫如滋阴；欲阴之生，莫如独取阳明。阳明者，五脏六腑之海，主润宗筋；宗筋主束骨而利机关。阳明虚则宗筋纵，带脉不引，故足痿不用也。"治疗主张用琼玉膏，加玉竹、石膏、石斛、天花粉、珍珠、竹茹，或者以玉女煎加犀角治疗。

考虑到痿废的病机根本，虽在于胃而其病位在于筋骨，所以虎骨、龟甲、鹿筋、猪脊髓、牛骨髓、狗脊、骨碎补、牛膝、薏苡仁、枸杞子、菟丝子、续断等药临证皆可加入，以为向导之用。

28. 遗精

精液与血液，从其化生过程来看，并无不同。精为肾中阳气所化，为先天化生的癸水；女子十四岁癸水至于胞中，冲任两脉即通，将心火所化之血转输入胞，与癸水交合，水从血化，产生月经。男子十六岁癸水亦至于胞中，冲任两脉也能够输血入胞，与癸水相合，血从水化，称为精液。胞既是精之舍，也是血之室。

唐容川推断"吐衄者，是胞中血分之病；遗精者，是胞中水分之病"，"血与水，上下内外，皆相济而行"。据此而论，病血分未尝不病水分，病水分者亦未尝不病血分。所以，吐血多兼痰饮，血病亦可发为水肿，淋秘之病常有下鲜血的症状，大都是由于血与水相互倚伏而形成。精为水之所化，遗精为水病，兼见吐衄，是血分亦病。因此，先吐血而后遗精，是血分之病累及于水；先遗精而后吐血，是水分病累及于血。

此证治法无论先后，总以治肝为主。胞宫为肝之所司，精与血皆藏于胞中。所以，治血者必治胞，治精者亦必治胞。胞为肝所司，所以皆应以治肝为主。肝寄相火，气主疏泄，一旦火炽气盛，则发为上吐血而下遗精，治宜地骨皮散加柴胡、胡黄连、知母、黄柏、牡蛎、龙骨、茯苓、蒲黄、血余炭，或用丹栀逍遥散加阿胶、龙骨、牡蛎、蒲黄。如果吐血甚而遗精轻，应以治吐血为主，方用生地黄散加金樱子、牡蛎；遗精甚而吐血轻，应以治遗精为主，方用地黄汤加血余炭、龙骨、牡蛎。

失血家遗精治法，与仲景所论附子天雄法和肉桂法等不同。其病机多是火遗，即心肾不交，亦称水不济火，多数表现为梦遗。因肝经火旺，则魂不内守，恍惚有见。也有无梦而遗，其病机仍属相火亢盛，火甚则神识不清，临床可见昏沉迷闷，不觉精之走失，相较有梦而遗的情况，火盛更甚，而不能误认为阳虚之证。治宜大补阴丸加生酸枣仁、牡蛎、龙骨、茯神。

29. 淋浊

（1）淋证

淋证，临床表现为小便短数、淋沥不通。对于淋证的治疗，前贤陈修园用五淋散统治三焦，唐容川认为"不如分别中下，而又各区脏腑以施治，尤为精细"。血家罹患淋证多属肺痿，"肺主制节，下调水道，肺则津液不流，气不得下，而制节不达于州都，是以小便不利"。药用生地黄、百合、天花粉、知母、杏仁、桑白皮、滑石、桔梗、猪苓、阿胶、甘草梢等。

如血家血虚火旺，以致心遗热于小肠，不能泌别清浊，表现出小便赤短淋沥，宜用导赤饮，加炒栀子、车前子、黄连、白芍、灯心草。若脾土不化，壅滞生湿，使小水不利，治宜五苓散；如湿中夹热，方中去桂尖，加茵陈蒿、防己、黄柏、炒栀子等。

前阴属肝，若肝火怒动，表现为茎中不利，甚则割痛，或兼血淋，治宜龙胆泻肝汤加肉苁蓉，或地黄汤加肉苁蓉、黄柏、车前子。若出现血淋，加地榆、蒲黄。

肾为水脏，膀胱为水府，肾中阴虚，水源枯竭，则小便不化，应治以知柏地黄汤少加肉桂，以反佐之。如属于阳虚不能化水，宜选用金匮肾气丸。

（2）浊证

浊证，临床表现为小水不清，或白或黄，或青或赤，此如暑天洪水泥潦之类，病机多属湿热。湿甚用胃苓汤，加黄芩、黄连、黄柏、白术治之；热甚用茵陈蒿、栀子、黄柏、秦皮、木通、车前子、防己、甘草梢治之。若属败精为浊，或由思淫不遂，或由淫而精停，宜用草薢分清饮加鹿角屑、桑螵蛸、白芍、肉苁蓉治之。若属中气虚弱，小便滴而变色，宜用六君子、归脾汤治之。

30. 便闭

血家便结，多属血虚，宜四物汤加麻仁；血燥加防风、皂角；火燥加硝黄；血瘀宜桃仁承气汤；便结而谵语，病在阳明，宜三一承气汤。除上述一般论治外，便结的论治，还有属肺、属脾、属肾三种之不同。肺火遗热于大肠，宜人参泻肺汤、清燥救肺汤；肺气不降者，用清燥救肺汤合四磨汤，重加杏仁或少加葶苈子。脾虚胃强，名为脾约，宜脾约丸。唐容川认为，还可以采用丹溪的治法，"肺清则小水有制，而脾得灌溉，宜用清燥救肺汤治之"。肾水不足，肠不得润，宜左归饮加芝麻、肉苁蓉。此外，还有瘀血所致便秘，常用桃仁承气汤，或失笑散加杏仁、桃仁、当归、白芍。

31. 泄泻

血家因失血的原因，自身常处于阴血不足的状态。此证合并泄泻，是最难治疗的。血证患者罹患泄泻，而给以参、术、姜、苓等，常会更加伤阴，用养阴药又会造成泄泻更重。在这种情况下，唐容川认为只能用黄土汤作"调停之计"。当然也不是一见血家泄泻，就认为不可救药，轻证者的治疗效果也是很好的，治疗方法仍按湿泄、风泄、寒泄、暑泄、食积泄、五更泄等分门论治。"湿泄者，如水倾下，肠鸣身重，其腹不痛，胃苓汤主之。风泄者，大便不聚，或带清血，八珍汤加粉葛根、丹皮、防风、白芷。寒泄者，腹中切痛，雷鸣鸭溏，下利清白色，附子理中汤主之，六君子汤加姜、附亦治之。暑泄者，烦渴尿赤，暴泻如水，越鞠丸加竹茹、粉葛根、连翘、车前子、牛蒡子、白芍、黄连、扁豆、枳壳、厚朴、生姜、藿香。飧泄者，米谷不化，香砂六君子治之。此与暴注完谷，为肺气迫下者不同。暴注则水与谷食入即下为热迫，三一承气汤。食积泄者，泻后痛减，臭如抱坏鸡子，噫气作酸；失血虚人，停食作泻者尤多，宜逍遥散，或小柴胡汤加山楂、神曲、麦芽、莱菔子治之，越鞠丸、平胃散皆治之。又有肾泄，五更作泄，一名晨泄。乃色欲过度，足冷气虚所致，宜四君子汤加熟地黄、枸杞子、菟丝子、巴戟天、杜仲、破故纸、肉豆蔻、五味子、山茱萸治之；猪肾一枚加故纸、小茴香、青盐烧服亦可。"

32. 饮食

唐容川引用《医学正传》的一段论述，阐明水谷在人体内代谢过程。胃、脾、肺三脏腑和饮食的消化、传输有着密切的关系。凡食不化，责于胃，用六君子汤。凡水不化，责于肺，用二陈汤加防己、桑白皮、桔梗、木通。肺火盛致消渴多食用甘露饮加天花粉。胃火盛致消谷善饥，用白虎汤加黄连、人参、枳壳、厚朴、生地黄。食入即吐为火逆于胃，用泻心汤加生姜、竹沥。经脉中有瘀血，但用水漱口而不欲饮者，宜四物汤加红花、血通、干漆、冰片、葱白、桃仁治之。食入良久，翻胃吐出，或不化而飧泄，者为脾不磨食，用六君子汤加肉豆蔻、补骨脂、吴茱萸、五味子治之。膈食不化，以及血虚津枯，不思饮食，宜用左归饮加天花粉、人参、玉竹、党参、莲子、白芍、芝麻治之。平人内伤饮食，多是中寒洞泄，治宜理中汤、平胃散，以温燥之。若失血之人，内伤饮食，则反多壅实生热之证，往往手足潮热，口干气逆，冲脉作咳。若用温燥之药，不唯饮食不化，且更加壅热，宜用小柴胡汤加枳壳、厚朴、大黄；轻则加莱菔子、麦芽；用越鞠丸加减亦可。

33. 感冒

肺主皮毛，卫外之气全凭此脏输布，血家因失血的原因，肺阴常现不足，因此卫气不能充达，血家遂多感冒。但血家最忌感冒，因血家阴血亏损，常不可发汗。"若照常人治法，而用麻、桂、羌、独，愈伤肺津，肺气益束而不能达。不惟涸血分之阴，愈以助气分之邪矣。治惟和解一法，为能补正祛邪，宜先生其津，使津足而火不食气，则肺气能达于皮毛，而卫气充矣。次宜疏理其气，使血分和，则不留邪为患，而外邪自解矣。宜小柴胡汤加杏仁、荆芥、防风、紫苏主之。口渴加花粉去半夏；身痛加粉葛根；内动痰火者再加茯苓、旋覆花；内动寒水者，另用苏子降气汤治之。"

失血家外感风寒邪气，客于肺中，外证已退，常常会久咳不愈，宜用千金麦门冬汤，其麻黄捣茸蜜炙，变峻为缓，以搜陈寒。寒客肺中，久则变而为热，故用此方，或小柴胡加苏子、薄荷、细辛。

此外，失血之人，有状似感冒而实非感冒，常是由于肺痿气虚，时时洒淅恶寒，鼻塞流清涕，多属金被火克，内壅外闭，卫气不布，治宜清养肺金，不可妄用发散，治宜太平丸，补散兼行以治之，千金麦门冬汤、小柴胡汤皆宜。唐容川着重指出："小柴胡汤通上焦之津液，以调和荣卫，尤平稳而神奇。"

34. 痉瘈

痉是角弓反张，属太阳，宜四物汤加葛根、防风、荆芥类。瘈是"手足抽扯"，属少阳，宜大秦艽汤加羚羊角、阿胶类。拘急是"头勾足局，肘膝相搆"，属阳明，宜玉女煎。

血家患此证与杂病不同。"角弓反张者，太阳经病也。无汗用葛根汤，有汗用桂枝加葛根汤。血家病此，多是血燥生风，筋灼而挛，麻桂皆其所忌，前方不中与也。宜四物汤加葛根、防风、荆芥、独活、羚羊角、桑寄生、续断、杏仁治之。手足抽瘈，口目斜引者，少阳经病也。伤寒中风，用大秦艽汤。此方风药虽多，尚兼滋补，血家病此，亦可借用。再加阿胶、羚羊角、人参、天花粉，以柔润息风，则与血家更宜。而前拘急属阳明经，伤寒中风，得此者，三一承气汤治之。血家得此为阳明津液大虚，筋为之缩，法宜大生津液，玉女煎加天花粉、玉竹、葛根、竹茹、人参、麦门冬、白芍、枳壳治之。"血家多阴血不足故不可汗，基于这个原因，上述论治和杂证论治是有区别的。唐容川指出，血家痉瘈"总以治肝为主，四物汤加羚羊角、酸枣仁、木瓜、荆芥、黄芩治之。此乃血家发痉之治法，非通治诸痉之法"。

35. 病复

（1）食复

血家多伴血虚，血虚则胃热善饥，因此产生饮食不当的情况是很常见的。在这种情况下，中焦壅塞，气不得行，水不得降。气火上冲于肺则咳嗽，外蒸肌肉则发热，内郁于心则烦。凡此种种均能使血不得宁而血证复发。其治疗应以甲己化土汤加枳壳、厚朴、栀子、麦芽为主方临证化裁。

（2）劳复

劳累和忿怒是两个引致血证复发的重要因素，二者均能导致阳气奔动，特别是后者更使相火暴动，引致热血亢动。前者以人参固本汤加减治疗，后者以当归芦荟丸、龙胆泻肝汤、丹栀逍遥散、小柴胡汤等加减。房劳伤精、伤血、伤阴。阴虚火动，气血俱升，血证遂能复发，方用都气丸、虎潜丸、大补阴丸等。

（3）时复

血证的复发与季节气候密切相关，唐容川说："天之阴阳能构人之疾病，实非天病人也。"一年四季都有影响血证复发的特定因素。如复发于春者，多因肝火过旺而致病，当从火论治，用泻心汤类。发于秋者，多因肺气不收而致病，当从肺论治，用人参清肺汤类。发于冬者，多因肾水不足，虚阳上泛而致病，当从肾论治，用六味地黄丸、大补阴丸类。

二、临床验案

从现有文献来看，唐容川临床诊治医案数量非常有限，且行文以叙事为主，文字记载详略不一，患者信息不甚完整，但从史料保存角度来看，仍有必要作为单独部分予以列示，以供后来研究参考。

案例 1

予曾治总理衙门总办，章京陈君蓝秋，名诚，肌肤甲错，肉削筋牵，阴下久漏，小腹微痛，大便十日一行，胁内难受，不可名状，腰内亦然，前阴缩小，右耳硬肿如石。予曰：此肾系生痈，连及胁膜，下连小腹，故时作痛，再下穿漏，乃内痈之苗也，法当治肾系为主。陈君勃然起，曰：西医亦云病在腰背筋髓内，所以割治三次而漏不止，无药可治也。大便不利，可时服蓖麻油，故每八九日，一服蓖麻油，今君言与西医同，得无束手无策乎？予曰：君在各国衙门，习见西人，以为西法千古所无，不知西人算学出于《周髀》；机器流传出于般巧、墨子；医用剖割，亦华元化之流派；不必西人果宗数子，而其法要不外是中国人未深考，乃转震而惊之，可叹也夫！且君病，西人知在腰内，试问君耳何以硬？前阴何以缩？大便何以不下？西人不能知也。陈君曰：然。前问彼无以对，予曰：西人不知肾系即是命门，生出板油连网，即是三焦。肾开窍于二阴，故前阴缩而大便秘。三焦经绕耳，命火位当属右，故见右耳硬肿。周身甲错者，肾系三焦内，有干血死脓也。按仲景法治之得效。（《中西汇通医经精义·下卷》）

按语： 本案病家原患"肾痈"，经西医手术治疗后效果并不明显，反而造成大便不利。唐容川的诊断与西医一致，但重点强调了"干血死脓"为关键病机。案中指出，依照仲景法治疗收效，唐容川可能以桃仁承气汤为底方。

案例 2

某年夏，丁（甘人）老先生的一位幼辈患痢疾，用治痢套方月余不瘥，总是身热不已、下痢不止。正在忧戚之际，恰巧唐容川来到上海，名家相逢，甚为相契。丁老先生怜幼心切，虚怀若谷，特邀唐容川为之诊治。唐诊视之后，遂处以人参败毒散治之。丁老先生深知有理，甚为赞同，给病人服之，果然一剂即身热退，再剂而下痢亦止矣。

按语：人参败毒散治疗痢疾，为喻嘉言所提倡，命名曰"逆流挽舟法"，出自《医门法律·痢疾门》。其病机为湿热相火外感致病，外邪入里，阴气少阳之气不升，清气下陷而为利，浊气上逆而胀满，遂成腹痛腹泻、里急后重、下利赤白脓血、肛门灼热之症。用《伤寒类证活人书》败毒散（羌活、独活、前胡、柴胡、川芎、枳壳、白茯苓、桔梗、甘草、生姜）之"辛平，更以人参大力者，负荷其正，驱逐其邪"，使邪从表出。

案例 3

近效白术汤：白术一两，附子五钱，炙草三钱，大枣五枚，生姜三钱。此即仲景桂枝附子法，去桂加白术方。仲景用治小便滑，大便硬者，姜、附以升举其阳，术、草、枣子以堵截其水，水不往小便去，则反而入胃以润大便。凡是小便滑而不禁，均可借用。十年前，予治一人瞳神散，两目失明，小便滑，大便结者，用此三十剂，病痊愈。（《六经方证中西通解》）

按语：瞳神属肾。小便滑数者，肾阳气化不行，失于守藏，故以附子、生姜振奋阳气，白术、甘草、大枣敦阜制水，则水润肠胃，大便通行。

案例 4

地黄益胃汤：生地、枣皮、天冬、山药、牡蛎、芝麻、寸冬、人参、熟地、阿胶、党参各三钱，玉竹二钱，五味、甘草各一钱。此药纯于滋润，沃枯生津，使幽、贲两门宽展滑泽，食自易下，不致隔食。余曾两治隔食，均有成效皆本此上方之意，亦有加减，又是临时见其有兼证，故加减之，其实不外以上二方之意。（《六经方证中西通解》）

按语：隔食，即食物不下而阻隔，津液枯燥为其原因。故用地黄益胃汤，滋润食道而取效。

案例 5

桔梗泻肺汤：皂刺、桔梗、甘草、杏仁、紫菀、黄芩、天冬、知母、寸冬、贝母、苡仁、防己、丹皮、枳壳。排脓利气，为清理肺衣中之痰血者也。凡肺痈，皆是肺衣中痰血蒸成，故用此等药以治之。吾曾治一人，胸满而咳，本小柴胡汤可愈而未服，反服补剂，遂成肺痈吐脓血，予用上三方（编者按：指葶苈大枣泻肺汤、千金苇茎汤、桔梗泻肺汤），治之而愈。又令间服珠黄散，即珍珠、牛黄为细末，作丸如麻子大，每服五分，日二服，并以清燥救肺汤收功。(《六经方证中西通解》)

按语：肺痈皆为痰、血相混为患，故以桔梗、皂角刺、薏苡仁、贝母等排脓除痰，天麦二冬等润肺清热，枳壳、杏仁等理气利肺，最后以清燥救肺汤愈后调养。

唐容川

学术影响

一、历代评价 🕊

（一）关于唐容川的学术立场

邓铁涛在《中医近代史》说："考医有'中西汇通'之名，实自唐容川起，因而他一向得'中西汇通第一人'之誉，有关的研究也较多。"陈邦贤在《中国医学史》中却说"唐容川、邓笠航等，假中西会通的美名"云云。究竟是真汇通，还是假汇通？其他著作的说法大都避实就虚，含糊其辞，没有直截了当地加以说明。如任应秋《中医各家学说》说："（唐容川）受当时西方医学的影响，企图以西医知识来解释中医的基本理论，以求实现他所谓'中西汇通'的愿望。"又如邓铁涛、程之范《中国医学通史·近代卷》说："唐容川试图将中西医学理论互相融会贯通。"再如，裘沛然《中医历代各家学说》说："唐氏致力于中西医学汇通……"

让我们再次考察唐容川所生活的年代，当时大多数学者都在积极寻求知识和制度的革新。其所采用的方式，主要是重新审视传统，再次发掘传统内涵，以期找出先圣渊源有自的启示，这也是数千年来中国文化的传统；同时，由于受到西方科学的冲击，他们也"睁眼看世界"，并从中获得新的灵感，并用以诠释传统，以推陈出新，寻找新的突破点和发展道路。淡江大学编《美国研究儒家文化的几个主流》指出："在中国近代史学者之间，冲击与反应说相当流行……近代中国一步步现代化，都是对于西方冲击所引发的反应与导向现代化的。没有西方的冲击，则中国就停滞不前。"

但是，从中医近代发展的背景来看，可能并非如此。有学者指出"近代中医特别将西医解剖学知识介绍到中国来，是因为此知识与古代中医经典《内经》中的解剖知识有关，而非全然是中医学家对西方科学（冲击）

的注意。"与国家在政治、经济、军事、科技等领域的全面颓败不同，对于解剖结构的理解和西医药学的知识，当时的医家们并非是迫于原有医学理论与实践的彻底失效，而更像是面对一个新生事物，用自己原有概念和模型加以类比以求理解，其目的是更加促进自身发掘、研究和准确理解先贤的思想，是对中医理论体系本体的进一步地解读、丰富与完善。

还好，有学者也已经陆续窥见其中的端倪。如刘伯骥《中国医学史》说："容川以西医之行迹，证明中医之气化，其对西医学识虽浅，然论据切实，条畅明白，使人对医理有大开眼界、豁然了悟之感……唯容川用以捃摭西医之行迹故，凡诋中医者必严斥。"皮国立《近代中医的身体观与思想转型》更是明白指出："唐的医论比较像是'新瓶'（西医解剖形质的外衣）装'旧酒'（传统中医的特色）的模式，学术的本质还是建立在传统中医性格与学术坚持上，这是中西医融合思想在清末延续到民初最大的内部基本形态。"我们可以说，唐容川"假中西会通的美名"而行光大中医传统之事实，是可以肯定的了。

（二）关于血证诊疗理论

血证是中医对人体一切出血性疾患和并发症的总称。血对于人体生命具有重要作用，而出血是体外可见的一种疾病现象，受到历代医家的格外重视。对于血证，唐容川除了学识上的理解之外，更有亲人罹患血证、饱受困扰的切身感受。以至于其长期着力于斯，"遍览方书，每于血证，尝三致意"。尽管历代有很多关于血证的著述，然"是书（《血证论》）独从《内》《难》、仲景探源而出，发挥尽致，实补唐以下医书之所不逮。故除引经之外，余无采录。"（《血证论·凡例》）由此反映唐容川对于经典的推崇、对于血证理论的创新，以及对于自身见解的充分自信。可以说，唐容川通过仔细钻研和切实实践，进一步提升了血证诊疗理论的规范性、全面性、系统性和实用性，对后世医家颇有影响，不少论著引用了其血证诊治方面的命题和经验，如"凡血证，总以祛瘀为要""旧血不去，则新血断然不生；而新血不生，则旧血亦不能自去也""血之所以不安者，皆由气之不安故也，宁气即是宁血"等，不胜枚举。然而，后人对于唐容川在"中西汇通"方面的关注与评价，远较血证理论为多、为广，这可能是受时代背景因素的影响。

当代以来，由于对中医学术流派和中医学史研究的深入，唐容川的血证诊疗理论的学术价值和地位，得到整体性客观、准确的评价。如任应秋《中医各家学说讲义》认为："其于血证的论治，就有一定的成就，所著《血证论》一书，流传既广，影响亦大。"裘沛然《中医历代各家学说》认为其"对血证论治进行了深入的研究，提出许多督导的观点和治疗经验……对丰富祖国医药的血证论治有一定贡献"。《中国医学通史·近代卷》说："他的这些论述（指血证理论）和系统的经验总结，都是具有超越前人之处，充实发展了中医学的气血理论，并为后人治疗出血病证开辟了新的途径。"

二、学派传承

多数医家和研究者认为，唐容川是中西医学汇通学派的代表性人物。笔者认为这种认识未免失于肤浅和主观。尽管从唐容川代表论著的名称与内容文字来看，确实可以找到不少类似"中西汇通"的字眼，但一旦我们深入其中，便会发现作者只是出于某种学术探讨和医学比较的兴趣，立足于中医学术本体，十分自信地看待和批判西方医学知识，同时在吸取西医知识之后，更加巩固了自身对中医学术传统的既有理解和持久信念。

除了在上文阐述的理由之外，我们不妨再次回顾一下唐容川的代表论著。《血证论》为唐容川在《内》《难》、仲景书中上下求索，触类旁通，豁然之得。《中西汇通医经精义》为其认为《内》《难》、仲景之书极为精确"，而中医经典中许多重要思想于晋唐之后逐渐湮没，"因摘《灵》《素》诸经，录其要义，兼中西之说解之"，其目的在于"折衷"中西之说归于经典之"一是"。《伤寒论浅注补正》与《金匮要略浅注补正》，是唐容川研究、阐述仲景学说的成果，是对陈修园《伤寒论浅注》和《金匮要略浅注》的补充和辨正。唐容川十分欣赏陈修园与钱塘二张的气化学说，但认为他们所注解的仲景学说仍有不少缺误，故在吸收《内经》思想、前人注疏与西医知识之后，"乃为完善，意在为《浅注》之功臣"。《本草问答》之作，目的在于摆脱当时"西医释药，每攻中医，适能中中医之弊"而传统本草阐释"自晋唐以后千歧百出"的窘境。可见，唐容川的主要论著都是根本于《内经》《难经》及仲景学说，或深化阐释，或创新发展，其目的只是为了回归晋唐之前的中医传统，至于西医知识不过是拿来作为论据，论证中医传统的合理性和科学性而已。

关于唐容川的学术传人，据陈先赋等人撰《唐容川传》："（唐容川）名闻三蜀，居家筑室授徒，列门下者恒数十人。"经笔者考察，当下文献可考者仅知有张伯龙、朱壶山二人。

张士骧，字伯龙，清末山东蓬莱县人，生卒年代不详。著有《雪雅堂医案》2卷、《类中秘旨》不分卷。据《本草问答·序》记载，清光绪十八年（1892）唐容川游历广东，遇见张伯龙。张士骧对医学素有兴趣，以人子孝道，遂潜心于方书之中。其留请唐容川为之讲学，二人"因与问答而成是书"。关于张士骧，近代无锡名医周小农评价《雪雅堂医案》，道："（张士骧）自叙服膺叶王二家为最，而实贯串百家，神明变化，不拘一说。玩颂再三，令人景仰难忘。"（《雪雅堂医案》周序）

朱壶山，名绍显，字莆，以号行，河南桐柏平氏镇人，生于1864年，卒于1946年。著有《伤寒杂病论精义折衷》《内经讲义》《内科讲义》《伤寒论通注》《杂病论通注》。《伤寒论通注》"凡例"记载"前著《伤寒杂病论精义》，系尊唐师遗命修正《浅注补正》而成……编内唐天彭，名宗海，字容川，著者师也。"据载，朱壶山27岁时投入唐容川门下学习，深得唐容川真传，尤其精于《内经》和《伤寒论》，在医界以鉴证明察、经验老到、医理渊博、方剂精当而闻名。朱壶山的弟子有：王幼扶、王捷一、于振华、满恒孝、陈伯咸、乜竹溪、陈慎吾、胡希恕、杨云五等。

此外，当代医家黄杰熙在《本草问答评注》一书中，提到"余是受唐氏之学而知医的，唐氏是余之恩祖师爷，余在唐氏门下是再受业、晚学生。"

三、后世发挥

唐容川学术思想的后世影响有三方面：一是基础理论方面，主要为《中西汇通医经精义》有关藏象学说与西医解剖知识相关内容，颇为晚近医家所推崇；二是临床方面，主要为《血证论》《痢症三字诀》相关诊疗理论、临证经验；三是方药运用方面，主要为《本草问答》有关药性知识的阐述和发挥，以及《伤寒论浅注补正》《金匮要略浅注补正》有关仲景方的阐释与运用。

在基础理论方面，唐容川采用西医解剖学知识作为旁证，阐明中医藏象学说的基本原理。客观地说，唐容川通过钻研西方医学，从生理和病理视角，阐释中医基本理论的若干问题，取得了较好的效果，广为当时所引用。比如三焦概念，当时多数医家都推崇唐容川的解释，如张锡纯《医学衷中参西录》："连网，即包连脏腑之网油旨膜，亦即三焦也。从前论三焦者，皆未能确指为何物，独容川所著《医经精义》论之甚详，能发前人所未发，其功伟矣。"（《医学衷中参西录》"前三期合编第五卷·治伤寒方·加味桂枝代粥汤"）此外，张锡纯在所创治疗之体痿废的"补偏汤"

中，引用了唐容川关于脑、髓海和肾的相关论述，作为原理说明。其他，如民国曹炳章《辨舌指南》曾引用唐容川观点阐述发声的原理，道："舌者，声音之机也。唐容川云：'舌为心苗，言为心声，故舌能辨音。究音之所由生，则根于肾气。盖肾挟舌本，故先舌动而后能发音。'"（《辨舌指南·卷一·第一编 辨舌总论·第一章 辨舌之生理解剖及功用·第八节舌之功用》）本文原见于《中西汇通医经精义》下卷"全体总论"。再如，民国涂蔚生编著的《推拿抉微》，书中藏象学说的论述和部分疾病的诊疗，均引《中西汇通医经精义》《金匮要略浅注补正》中的观点。此外，还可见于周岩《本草思辨录》、刘仲衡《中西汇参铜人图说》、戴谷荪《谷荪医话》等。

　　在临床方面，当时医家引用唐容川痢疾诊治经验相对较多。如张锡纯《医学衷中参西录》在讨论痢证治法时，引述唐容川关于痢疾病机证候及"开其肺气，清其肝火，则下痢自愈"治法等观点，评价道："此论甚超妙，其推详痢之原因及治痢之法皆确当。"（《医学衷中参西录》"第五期第六卷·论痢证治法"），又如刘裁吾《治疟机要》曰："至于肝肺互相为病，求其止奔迫、解郁结一方而并治者，自古无之。惟唐容川独得其秘，谓肺气传送太力，故暴注大肠，肝气郁而不疏，故肛门闭塞，拟用白头翁汤加石膏、知母、杏仁、桔梗、枳壳、槟榔、柴胡、麦芽、当归、芍药、甘草治之。轻则用小柴胡汤加当归、芍药、杏仁、桔梗、枳壳、槟榔、麦芽、栝楼根调和肝肺，则肺气不迫注，肝气得开利矣。"于此肝肺同治的观点也颇为赞赏。（《治疟机要·卷二·论疟痢》）此外，如罗振湘《治痢南针》曰："《活人》人参败毒散……本方加陈仓米，名仓廪汤，治噤口痢（即不能食，或食即呕）。若无陈米，以红曲代之。若人参价高，以西党代之。唐容川加白芍、黄芩。""白痢寒症居多，然间亦有属热者。唐容川主在气分，属肺，用白虎汤加味及银菊散等，亦系凉剂。"（《湖湘名医典籍精华·内科卷》之《治痢南针·痢疾之治法》）王德宣《温病正宗》曰："清·孔以立之

《痢疾论》、吴本立之《痢证汇参》、吴士瑛之《痢疾明辨》、唐容川之《痢症三字诀》、时人丁子良之《治痢捷要新书》、罗振湘之《治痢南针》，皆治痢疾之专书也。"（《温病正宗·上篇·学说辩正·第三章·温病瘟疫之辨析·第三节·瘟疫专书之概论》）上述观点，反映出唐容川在治疗痢证方面的独到视角和经验。

唐容川有关血证的诊治学说，并未像痢证那样引起广泛共鸣，只是现代以来才逐渐成为学者所关注的对象。之所以会出现这种现象，笔者认为，一方面是由于当时社会公共卫生整体条件不佳，痢疾、霍乱等传染病在社会底层人群中比较常见且病势危急，有关诊疗经验的需求相对广泛；另一方面血证并非临床常见多发的疾患，且一般医生采用既往所熟知的方法即可处理常规情况；而现代以来，由于对各家学说和基础理论发掘的需求，《血证论》以其独特的研究对象和鲜明的学术观点，条分缕析地阐述了血证的理、法、方、药各个方面的内容，从历史视角来看，其理论表达的系统性与完整性，都是十分少见且重要的。书中所记载的许多思路和观点，确属血证临床中的经验之谈，具有普遍的指导价值。如有学者曾记录一则病案："《血证论》云：'顾旧血不去，则新血断然不生，而新血不生则旧血亦不能自去也。'余曾治陈×，男，50岁，干部，住院号：111。因两侧支气管扩张症，大量咯血而作左肺下叶切除术，术后，仍然时有少量咯血。客岁冬，来住院疗治。曾用多种西药止血，效果均不理想，故转中医诊治。症见：而色晦滞，神疲乏力，语声低微，半月来咳嗽不愈，每日咯血数口，血色暗红，患者情绪紧张，惟恐再度手术，心烦难眠，纳呆，口干，便秘。舌质红、边有紫斑、苔白，脉弦细。时适冬令，久咳不愈，络损血溢，肺内留瘀。治拟养阴宁络，活血祛瘀法。处方：生地黄15g，黄芩20g，麦冬12g，沙参15g，赤芍12g，当归10g，桃仁10g，红花10g，牡蛎30g（先煎），仙鹤草30g。五帖。服药前，告诉患者，药后可能咯血量稍有增多，药意旨在'推陈出新'，不必惊恐。服两剂后，果然痰中血块稍有增加，但心烦、口燥、不寐等症渐除。五剂后，血止，紧张情绪亦为之缓和。继以养阴益气，宁血安神法。前方去桃仁、红花、赤芍，加熟地黄、龙骨、黄芪。七剂血止神安。本例以瘀阻血络见证，以滋阴活血祛瘀法得效。西医止血，多以见血止血为主，中医治血则有活血祛瘀之理论，瘀去新生，不止血，而血自止也。"随着现代活血化瘀研究的广泛开展，唐容川血证诊疗理论已经日益受到重视，为相关研究工作提供了重要理论参考。

在方药运用方面，《本草问答》关于本草药性的阐述，对于后世影响至深。其中，后人对唐容川本草学说着力最深者，当推黄杰熙。他说："既读唐容川《本草问答》，初读之不以为意……再三读之，愈觉绝妙无穷，比较之下，该书论药最精最真，实可与医林之《难经》相羽翼，为本草学中之《难经》也。"黄杰熙认为《本草问答》论述药物多，论述精妙，若掌握唐容川论述的思维方法，即使唐容川未为论述的药物，读者也不须翻书查考，举一反三，一见一尝，便知药物性能。为羽翼《本草问答》，黄杰熙沿用唐容川之思路，在每一问答下，对其缺漏之处做了更深入的阐释，使后学更易掌握药理的所以然和理所当然。如对麴蘖、白酒、米酒、饴糖的做法详细描述，充分论证其药理的来源，深刻比喻其气清气浊、升发甚微的感受体验。对白头翁等无风自摇，有风不动之象，做出了基于观察而信实的解释。在每一问答之下，黄杰熙常作"唐氏之总结极妙""唐氏发亘古之妙，末尾这段总结文字，字字金玉，知乎此者，真可以探造化之微。再三读之，使人心悦诚服，五体投地也"之类的评价。

唐容川于张仲景方的研究也颇为深入，其阐述制方之理和用药思路，多为医家所传颂。如张锡纯《医学衷中参西录》论述葛根黄芩黄连汤、小柴胡汤、方解时，即全文摘录唐容川的观点。何廉臣在《重订通俗伤寒论》中解释攻下剂时，即引用唐容川关于三承气汤的理解。《邹亦仲医案新编》

中亦记载运用唐容川用药经验的案例两则，其一曰："魏萧氏，汛行崩血极多，发热汗出而呕。本似血虚挟感之候，医投四物兼疏散无功。不知血虚必至发热，阴虚必至阳走，是以汗多虽似外邪，实非外邪。法舍引血归经，别无良治也。欲引血而当归即是主药，前医曾多投不应。因忆及唐容川解释炙甘草汤，即当归一味之作用。试采用之，是否有效，果二帖而诸症尽已。殆重用地黄多汁者为血基础，少加桂枝入心化赤；人参助中气以增进水谷；阿胶、胡麻养血濡肝；生姜辛散敷布血液，合而为汤。与当归之生血、引血、布血、濡血功用，不约而同，所以效如桴鼓，诸医谓仆治此症，未用当归，不解其故，曾举容川之说以示，不知有所悟否。容川料亦有所经验而言焉。"其二曰："刘阳氏，汛事久停，疑为有孕，延至十月之久，尚不微动，始知非胎而为病也。且腹中有块，卧则可扪，立则难捉，症属血瘕无疑。医为破滞攻瘀，新血时流不止，其块未损毫末。仆见鲜血大流，有攻之不可、不攻不能之势。筹思竟夜，莫觅相当良方，忆唐容川注鳖甲有破癥瘕积聚专长之说，其理可凭，其物最妥。疏肝原是破积，性缓无伤。观此妇情性不柔，常与人有鼠牙、雀角之事，肝郁必多。鳖甲乃东方青色，内应乎肝，肝气不疏，痰饮气食俱可郁而为瘕也。况肝血尤赖肝气之疏，方能运行有度，不乖其流，否则不聚而为血瘕者鲜矣。遂于逍遥散内，重加鳖甲予服。血之已动者无妨，已结者可摧蒂而脱，较妥于攻血之物多也。嘱服十余帖，自然水到渠成，愿毋期速功，免至偾事。服至十帖，忽腹痛难忍，如分娩然。俄而果下大块，重约两斤，劈开视之，外似猪肚皮包裹一团黑血于内。观瘕结之坚牢，虽用峻攻，血在内深居，极形稳固，只新血受伤而已。仆幸未蹈前弊以治，易攻法而专疏肝，鳖甲乃具专长耳。"

四、国外流传 🕊

　　清末海陆渐开，对外交通日渐频繁。这就为中医学术走出国门、中外医学交流创造了有利条件。《治痢南针》曾觉叟序提及："如叶香岩、王孟英之言外感温病，柳宝诒之言伏气温病，唐容川之补注《伤寒》《金匮》各书，不特为海内所公认，外人亦重金赎买，此于国医学说之发展，大有关系。"此外，据《访唐容川亲族、故里记》一文采访其仲孙唐重岳时谈及："曾有陶亨通者，系明代侨居越南华侨之裔，时任越南边和省叶和村地方官，此人读到祖父（唐容川）的医书，十分钦佩。"可见，唐容川的著作和学术思想已越出国界，影响和惠及周边国家。

　　综上所述，唐容川是一位坚持中医传统，又尝试吸收新学以丰富中医理论与实践的开拓者与创新者。《血证论》《中西汇通医经精义》等代表性论著所蕴含的学术思想和诊疗经验，受到后世医家和学者的普遍推崇。由于时代所限，其著作中可能存在现今看来较为粗浅甚至错误的观点，但这并不影响唐容川对中医理论继承与创新做出重要贡献。唐容川在其著作中始终坚持的是中医原创思维方式，始终固守和发扬的是中医基本理论，其哲学思想、创新理论与诊疗特色，对于当前中医药学术发展依然具有重要启示作用。

唐容川

参考文献

著作类

［1］（清）唐宗海著；魏武英，曹健生点校.血证论［M］.北京：人民卫生出版社，1990.

［2］（清）唐容川著；秦伯未批校.医学见能［M］.兰州：甘肃人民出版社，1982.

［3］（清）唐容川著；张立光点校.医经精义·医易通说·医学见能·本草问答［M］.北京：学苑出版社，2012.

［4］（清）唐容川著；张立光点校.金匮要略浅注补正［M］.北京：学苑出版社，2012.

［5］（清）唐容川著；张立光点校.伤寒论浅注补正［M］.北京：学苑出版社，2012.

［6］张伯龙问，唐容川答，黄杰熙评注.本草问答评注［M］.太原：山西科学教育出版社，1991.

［7］（清）唐宗海著；顾植山校注.医易通说［M］.北京：中医古籍出版社，1989.

［8］（清）唐宗海.六经方证中西通解（内部刊本）［M］.唐宗海学术研究会，1983.

［9］（清）唐容川著；王咪咪，李林主编.唐容川医学全书［M］.北京：中国中医药出版社，1999.

［10］（唐）王冰著；（宋）林亿校正.黄帝内经素问（影印）［M］.北京：人民卫生出版社，1956.

［11］刘衡如校.灵枢经［M］.北京：人民卫生出版社，1964.

［12］（汉）张机述；上海中医学院中医基础理论教研组校注.伤寒论［M］.
　　上海：上海人民出版社，1976.

［13］（汉）张机.金匮要略方论（影印）［M］.北京：人民卫生出版社，
　　1956.

［14］（宋）朱熹注.周易（影印）［M］.上海：上海古籍出版社，1987.

［15］（元）朱震亨.金匮钩玄［M］.北京：人民卫生出版社，1980.

［16］（明）王肯堂著；吴唯等校注.证治准绳［M］.北京：中国中医药出
　　版社，1997.

［17］（明）缪希雍原著；田代华，田鹏点校.先醒斋医学广笔记［M］.天
　　津：天津科学技术出版社，2003.

［18］（明）王肯堂撰.郁冈斋笔麈［M］.济南：齐鲁书社，1995.

［19］（明）张介宾.景岳全书［M］.北京：人民卫生出版社，2007.

［20］（清）徐大椿.神农本草经百种录（影印本）［M］.北京：人民卫生出
　　版社，1956.

［21］（清）陈修园.时方妙用［M］.福州：福建科学技术出版社，1986.

［22］（清）王清任撰；李天德，张学文点校.医林改错［M］.北京：人民
　　卫生出版社，1991.

［23］（清）傅松元，张士骧著.医案摘奇·雪雅堂医案［M］.太原：山西
　　科学技术出版社，2010.

［24］王德宣著；李刘坤点校.温病正宗［M］.北京：中医古籍出版社，1987.

［25］曹炳章撰；裘俭点校.辨舌指南［M］.福州：福建科学技术出版社，
　　2006.

［26］张锡纯.重订医学衷中参西录［M］.北京：人民卫生出版社，2006.

［27］陈邦贤.中国医学史［M］.北京：团结出版社，2006.

［28］淡江大学.美国研究儒家文化的几个主流［M］.台北：淡江大学出版

社，1971.

［29］刘伯骥.中国医学史［M］.台北：华冈出版社，1974.

［30］顾延龙.清代朱卷集成［M］.台北：成文出版社，1983.

［31］裘沛然.中医历代各家学说［M］.上海：上海科学技术出版社，1984.

［32］长宁医萃（内部刊物）［M］.上海：上海市长宁区卫生局，上海市长宁区医药卫生委员会，1985.

［33］张元济.戊戌六君子遗集［M］.台北：文海出版社，1986.

［34］任应秋.中医各家学说［M］.上海：上海科学技术出版社，1986.

［35］泰国经.清代官员履历档案全编（第28册）［M］.上海：华东师范大学出版社，1997.

［36］刘炳凡，周绍明总主编；周慎主编.湖湘名医典籍精华·内科卷［M］.长沙：湖南科学技术出版社，1999.

［37］邓铁涛.中医近代史［M］.广州：广东高等教育出版社，1999.

［38］邓铁涛，程之范.中国医学通史·近代卷［M］.北京：人民卫生出版社，2000.

［39］皮国立.近代中医的身体观与思想转型：唐宗海与中西医汇通时代［M］.北京：生活·读书·新知三联书店，2008.

［40］当代中医药发展研究中心编；张镜源主编.中华中医昆仑·第3集［M］.北京：中国中医药出版社，2012.

［41］詹文涛.长江医话［M］.北京：北京科学技术出版社，2015.

［42］王永炎，鲁兆麟，任延革.任应秋医学全集（卷5）［M］.北京：中国中医药出版社，2015.

［43］薛钜夫.国医薛培基［M］.北京：中国友谊出版社，2016.

论文类

［1］徐善元.未刻本《失血大法》评价［J］.浙江中医学院学报,1980（02）：9–10.

［2］王于民,陈先赋.杨西山学术思想略析［J］.成都中医学院学报,1981,（03）：74–75.

［3］陈先赋.杨西山《失血大法》考［J］.浙江中医学院学报,1981,（06）：26–27.

［4］傅元谋.关于《伤寒论》研究专著中的两大体系（节录）［J］.成都中医学院学报,1982,（01）：11–15.

［5］陈先赋.访唐客川亲族、故里记［J］.成都中医学院学报,1983（01）：59–61.

［6］陈先赋,刘继安,邹学熹,等.唐宗海传［J］.成都中医学院学报,1983,（03）：67–68.

［7］王孟侠.唐容川传闻琐记.成都中医学院学报,1984,（4）：58.

［8］黄砚永,黄世明.唐宗海《六经方证中西通解》评述［J］.四川中医,1990,（09）：9–11.

［9］冯怀英.唐容川《通解》物象用药浅探［J］.山西中医,1993,（03）：31–32.

［10］李玲孺.唐容川伤寒学术思想特色初探［D］.北京中医药大学,2009.

［11］陈宇谨.唐容川医学思想与诊疗特点研究［D］.中国中医科学院,2011.

［12］刘卫东.略谈《六经方证中西通解》中六经气化学说［J］.亚太传统医药,2014,10（14）：8–9.

（总计102名，以医家出生时间为序）

汉晋唐医家（6名）

张仲景　王叔和　皇甫谧　杨上善　孙思邈　王　冰

宋金元医家（19名）

钱　乙　刘　昉　陈无择　许叔微　陈自明　严用和
刘完素　张元素　张从正　成无己　李东垣　杨士瀛
王好古　罗天益　王　珪　危亦林　朱丹溪　滑　寿
王　履

明代医家（24名）

楼　英　戴思恭　刘　纯　虞　抟　王　纶　汪　机
薛　己　万密斋　周慎斋　李时珍　徐春甫　马　莳
龚廷贤　缪希雍　武之望　李　梴　杨继洲　孙一奎
吴　崑　陈实功　王肯堂　张景岳　吴有性　李中梓

清代医家（46名）

喻　昌　傅　山　柯　琴　张志聪　李用粹　江　昂
张　璐　陈士铎　高士宗　冯兆张　吴　澄　叶天士
程国彭　薛　雪　尤在泾　何梦瑶　徐灵胎　黄庭镜
黄元御　沈金鳌　赵学敏　黄宫绣　郑梅涧　顾世澄
王洪绪　俞根初　陈修园　高秉钧　吴鞠通　王清任
林珮琴　邹　澍　王旭高　章虚谷　费伯雄　吴师机
王孟英　陆懋修　马培之　郑钦安　雷　丰　张聿青
柳宝诒　石寿棠　唐容川　周学海

民国医家（7名）

张锡纯　何廉臣　陈伯坛　丁甘仁　曹颖甫　张山雷
恽铁樵